Ketogene

Kochbuch mit Rezepten für
Fettverbrennung und
dauerhafte Gewichtsabnahme

Arnold yates

Rechtliche & Haftungsausschluss

Die Informationen in diesem Buch und dessen
Inhalt soll nicht ersetzen oder von irgendeiner
Form von medizinischen oder professionelle
Beratung statt; und soll nicht Ersatz für
unabhängige medizinische, finanzielle,
rechtliche oder sonstige professionelle
Beratung oder Dienstleistungen erforderlich
sind. Die Inhalte und Informationen in diesem
Buch geleistet wurde für Bildungs- und
Unterhaltungszwecken.

Die Inhalte und Informationen in diesem Buch
enthaltenen aus Quellen gelten als zuverlässig
kompiliert wurde, und es ist nach bestem
Wissen, Informationen und Gewissen des
Autors. Aber der Autor nicht garantieren die
Richtigkeit und Gültigkeit und kann nicht
haftbar gemacht werden für eventuelle Fehler
und/oder Auslassungen. Darüber hinaus
werden in regelmäßigen Abständen zu diesem
Buch als und wenn nötig Änderungen. Wo
angemessen bzw. notwendig, müssen Sie einen

müssen vor der Verwendung der
vorgeschlagenen Mittel, Techniken oder
Informationen in diesem Buch.

Inhaltsverzeichnis

Einführung

Der Körper des Menschen ist seine Tempel. Dies ist eine gemeinsame Bissen der Weisheit, die seit Generationen überliefert und es hat in der Regel schon über uns halten uns körperlich fit. Aufrechterhaltung einer gesunden Ernährung und Lebensweise ist nicht einfach für die meisten von uns, aber es ist entscheidend, wenn wir lange, produktiv und glücklich leben wollen.

Diese Leben könnte ohne viele der häufigsten Krankheiten und Krankheiten, die den Körper zu quälen, wenn korrekte Diät und Ernährung außer acht gelassen werden. Es ist bis zu jeder von uns, unsere eigenen Advocate in diesem Kampf sein und wissen, was wir in unseren Körper hat einen direkten Einfluss auf unsere physischen selbst, Stimmung, Temperament, Arbeitsleben und ja sogar Liebesleben. Es gibt bestimmte Lebensmittel, die Sie konsumieren sollten, um Ihren Körper im Allgemeinen zu verbessern. Sie möchten einen niedrigen Blutzuckerspiegel zu halten.

Die wichtigsten Ideen hinter diesem Buch geht es um Übernahme der Kontrolle über unsere Ernährung zu diskutieren. Gibt es Vorteile für alle, wenn wir einfach sehen und hören. Es geht um unsere Heißhunger zu verwalten und wie man effektiv uns gesund zu halten. Das Buch spricht über neue und innovative Wege, die wir tatsächlich unsere Gesundheit von innen verbessern können. Die Vorteile zu tun, diese sind immens durch Anschluss an die Ratschläge und umarmt die Nährstoff dichten Nutria Diät.

Das Buch beschreibt diese Art von Themen und wie man effektiv wie uns auf dem richtigen Weg zu halten und zu wissen, was wir konsumieren. In der Lage zu erkennen, zwischen gesunden und ungesunden Optionen wird einen großen Unterschied machen. Versuchen Sie schnelle und schmackhafte Gerichte, die nicht machen, werden Sie denken, Sie essen gesund. Insgesamt ist das Buch eine Augenöffnung schauen wie Essen interagiert mit unserem Körper und wie wir helfen können, diese Beziehung für beide Seiten vorteilhafte zwischen der Auswahl von Lebensmitteln zu verbessern wir machen und wie unser Körper funktioniert.

Kapitel 1 – bin ich dankbar!

Unserer Gesellschaft findet neue Wege, um unseren Lebensstil zu verbessern. Die Anwesenheit von öffentlichen Turnhallen, Fitnessgeräte für Verkauf, freies Training apps auf Ihrem Mobiltelefon oder Tablet und vieles mehr, sind der Beweis, dass wir unsere Zukunft, um einen besseren Lebensstil planen, die passen oder die Ergebnisse, die Sie benötigen. Bewegung ist eine wichtige Komponente zur Erreichung des genannten Ziels, aber musst du auch eine Diät haben, die Ihr Training Bedürfnissen entsprechen würde. Forscher haben bewiesen, dass Essen die richtige Nahrung in der richtigen Menge, kombiniert mit einer nicht so intensiv Übung eine bessere Möglichkeit, als Essen, was Sie wollen und die Durchführung von einem intensiven Training danach abnehmen. Wenn Sie Gewicht verlieren möchten, planen Sie Ihre Ernährung zuerst bevor Sie irgendetwas anderes tun. Viele Diätpläne leicht über die Bibliothek oder das Internet zugegriffen werden kann, so stellen Sie sicher, dass Ihre Ressource zuverlässig ist. Einige von denen sind die Atkins-Diät, vegetarische Ernährung, vegane Ernährung, Rohkost, Mittelmeer-Diät und ketogene Diät.

Ketogene Diät ist heutzutage eines der beliebtesten Diäten. Bevor wir, auf die Ernährung selbst anfangen, lassen Sie uns definieren Sie ein paar Begriffe, die uns ein besseres Verständnis dessen, was ketogene Diät ist helfen würde. Ketose ist zunächst eine Form der Zucker wie Fruktose, mit in seine Gruppe ein Keton acylic Formular pro Molekül. Keton wird jede Klasse von organischen Verbindungen zeichnet sich durch eine Carbonylgruppe mit zwei Kohlenstoffatomen verbunden. Dies kann beobachtet werden, suchen wir auf die chemische Struktur der Ketose. Ketonkörper, Acetate und Hydroxybuttersäure als schädliche Stoffwechsel - im Urin von Patienten mit diabetischen Ketoazidose galten. Aber es nahm sich Zeit für die Forscher feststellen, dass die Herstellung von Keton Körper sind normalerweise durch unsere Leber produziert dann exportiert, um als eine alternative Kraftstoff oder Energie-Quelle für die meisten extra hepatischen Gewebe dienen. Um es allen zu, ist Ketose ein Zucker, der eine alternative Energiequelle bekannt als Keton enthält. Ketose ist eine metabolische Prozess in unserem Körper, die eine extrem hohe Fettverbrennung hat. Durch Ketonkörper, unsere Gehirnfunktionen nach von Fett in der Leber umgewandelt. Vor allem gesteuert wird dies der Insulinspiegel die Person, die diese Diät, denn es verantwortlich für das Substrat erforderlich ist, um die Ketose zu unterziehen.

Die ketogene Diät wurde zunächst entwickelt, um Menschen mit Epilepsie zu behandeln aber wurde nun ersetzt durch Anti-Anfall Medikamente, vergeblichen Gehirnchirurgie zu ertragen. Jetzt hat diese Behandlung verwendet worden, um Gewicht zu verlieren. Diese Diät erfordert weniger Kohlenhydrate, moderaten Protein und mehr Fett Diät Gewohnheit. Die Einnahme von Kohlenhydraten sollte nur von 20 bis 60 Gramm pro Tag variieren. Der tägliche Eiweißbedarf sollte erreicht werden, dies wäre abhängig von Körpergröße, Gewicht, Geschlecht, Alter und der Art der Workout-Routine, die Sie haben. Und diese Diät konzentriert sich auf die Kalorien, die durch das Fett aufgefüllt werden. Dies wird berücksichtigt, denn ca. 20-25 % der Kalorien aus Protein, 5-10 % aus Kohlenhydraten, 70-7 5 % aus Fett. Wenn Sie sich Fragen, warum Fett ist derjenige, der meisten f die Kalorien berücksichtigt hat, ist dies denn Fett wenig oder keinen Effekt auf Ihren Blutzucker und Insulinspiegel. Während Proteine wurden aufgegriffen, mehr als was benötigt wird, führt dies sicherlich zu hohen Insulinspiegel. Insulin steuert die Freilassung und die Verbrennung der Fettsäuren, hohen Insulinspiegel werden in dieser Produktion ein Ende setzen, so werden keine vorhandenen Substrate, die in Ketose benötigt werden. Sind Sie besorgt über die Energie, die Sie gehen zu müssen, für die Erarbeitung, keine Sorgen Sie mehr. Unter

Kohlenhydraten, Eiweiß und Fette, auch genannt als Lipide Kohlenhydrate ist unsere übliche Quelle der Energie während Protein in den Muskeln gespeichert wird, während Lipide nur gespeichert sind. Mit dieser Diät, durch unzureichende Menge an Kohlenhydraten, wird Ihr Körper einen alternativen Kraftstoff für Ihre Zellen perfekt funktionieren brauchen; Hier wird die Rolle der Lipide und Fettsäuren sehr wichtig. Verbrennung von Fetten gibt zehn Mal mehr Energie als Kohlenhydrate tut.

Beteiligung an dieser Art von Diät plus Ihr Workout-Routinen lässt Sie mit zwei Optionen zu folgen, TKD, auch bekannt als gezielte Keto Diät, oder CKD, zyklische Keto Diät. Gibt es Unterschiede in dieser Diät-Plan. Die gezielte Keto-Diät ist eine bessere Wahl, wenn Ihr Trainingsprogramm mehr Belastung und intensiven Bewegungen beinhaltet, da dies möglicherweise einige Kohlenhydrate gut durchzuführen. Diese Diät erfordert, dass Sie direkt vor und direkt nach dem Training Kohlenhydrate zu essen. Auf der anderen Seite erfordert zyklische Keto Diät oder CKD Sie die minimale Einnahme von 20 bis 60 Gramm pro Tag während der Woche für Ihre Workout-Routine, die würde sicherlich zum Abbau der Glykogen-Versorgung der Muskulatur, dann nachholen oder am Wochenende viele Kohlenhydrate zu essen. Dies geschieht, um Ihre Muskelglykogen in Reihenfolge für Sie gut in Ihr Training durchführen, für die folgende Woche zu verjüngen. Wenn Sie dies tun, werden Sie in der Regel schneiden die Fette von Ihrem Speiseplan und nehmen nur Kohlenhydrate und Proteine.

Diese Diät ist sehr effektiv, wenn Sie die Fette auf Ihrem Bauch, Oberschenkel und Arme oder in irgendeinem Teil Ihres Körpers verlieren wollen. Diese Diät Bedingungen Ihren Körper niedriger Ebenen von Ihrem Fett speichern Hormoninsulin, daher Fettdepots werden erschöpft sein, um die gespeicherte Energie in ihnen einsetzbar führt zum Schrumpfen der Fette im Körper abgelagert. Dieses hilft auch Ihnen, im Einklang mit der Diät zu halten, weil Sie wollen konsumieren weniger Mengen an Kalorien und abnehmen ohne Hunger auch Gefühl.

Gibt es innovative Technologien, die Ihnen zu behalten Ihre Keton-Ebene zur Verfügung stehen. Dies besteht aus einer Nadel, die eine Probe deines Blutes nehmen würde und dieses Gerät zeigt sofort Ihre Blutspiegel Keton in nur wenigen Sekunden. Diese Diät ist sehr effektiv, wenn die richtigen Voraussetzungen erfüllt wurden. Aber denken Sie daran, dass Sie konsultieren müssen, einen Arzt oder Kliniken, die Pläne zu, bei denen ketogene Diät bieten, bevor Sie sich in all diese nehmen. Außerdem tust du das für Ihre eigene Gesundheit.

Definition der ketogene Diät

Ketogene Diät ist im Grunde eine kohlenhydratarme Ernährung wo Ketone in der Leber durch den Körper zu einer Ersatz-Energiequelle produziert. Diese Diät ist auch bekannt als Keto Diät, Low-Carb fettreich (LCHF), low-Carb-Diät etc.. Da unser Körper sehr viel Kohlenhydrate gewöhnt ist, verbrauchen wir normalerweise eine kohlenhydratreiche Ernährung, die Glukose und Insulin produziert.

- Glukose ist die Hauptenergiequelle des Körpers wird das einfachste Molekül in Energie umgewandelt werden

- Insulin ist die Chemikalie produziert in den Blutkreislauf, die Glukose zu verarbeiten.

Fette sind in der Regel in unserem System gespeichert, da unsere primäre Energiequelle Glucose, vor allem auf eine kohlenhydratreiche Ernährung ist. Durch die Reduzierung der Kohlenhydratzufuhr, Einführung der Ketose im Körper um Ketone zu produzieren.

- Ketose findet statt, wenn in unserem System gibt es Essen Verbrauch niedriger. Mit Hilfe dieses Verfahrens kann der Körper überleben, selbst wenn die Nahrungsaufnahme verringert wird.

- Ketone sind das Produkt der Fettspeicherung in der Leber abgebaut, während des Prozesses der Ketose.

Diese Methode verhungert Kohlenhydrate und keine Kalorien. Da der Körper sehr anpassungsfähig ist, wenn du nimmst hinweg Kohlenhydrate seinen Willen suchen eine andere Energiequelle, die sind leicht zugänglich für den Verzehr und da Fett nur im Speicher es beginnt zu brennen und produzieren Ketone.

Wenn du verschiedene Aktivitäten werden unterschiedlichen Energieniveaus benötigt tust, so müssen Sie wissen, welche am besten für Sie passt. Die Nährstoffe sollten richtig genutzt werden, so dass Sie den Effekt auch optimal nutzen können. Manche Menschen finden es schwer, aus den folgenden Gründen zu halten

Zu viel oder zu wenig Eiweiß:

Ketose klopfen Sie heraus oder Muskel Masse Erschöpfung.

Zu viele oder zu wenig Fette:

Wenn Sie hohe Fettspeicherung haben, dann ist die Tendenz, dass Sie gewinnen werden mehr Fett in Speicher oder wenn Sie zu wenig nicht genug Energie, um Ihre Aktivität zu erhalten müssen Sie.

Zu viele Kohlenhydrate:

Da das Ziel ist, aus Glukose, Ketone zu wechseln, wird eine höhere Kohlenhydratzufuhr machen Sie Ihren Körper zurück zu regelmäßigen high-Carb-Diät und wieder fette eingelagert.

Da Individuen Unterschiede haben ist der Schlüssel experimentieren, auf denen die ideale Methode zur Gewichtsabnahme für Sie ist. Sie haben die Freiheit zu wissen, welche am besten passt. Einige haben einer wöchentliche Carb-Last und manch ein CDK 15 Tag Therapie arbeiten für sie.

TIPP: Während des INTENSIVEN Trainings können Kohlenhydrate und Ketose koexistieren. Je nach körperlicher Entwicklung und Leistung in Ihrer Tätigkeit sollte nicht Sie mehr als Ihre aktuelle Kohlenhydratzufuhr verbrauchen.

Kapitel 2 – die gute Dinge über einer Low Carb Diät

Wie jede andere Diät gilt die Höhe der Kalorienzufuhr einschränken auf diese Methode. Die Kalorien-Defizit wird den Körper auslösen in brennen mehr gespeicherten Energie als die Aufnahme selbst. Es gibt viele Vorteile, dass diese Diät-Methode anbieten kann Verwurzelung von seiner Fähigkeit Hunger effektiv als andere Diäten zu verwalten.

Mit dieser Methode können Sie verbrauchen sättigende und Essen zu füllen. Wenn richtig gemacht würde der Großteil der Kalorienzufuhr aus Eiweiß und Fette sind sättigend und lecker. Entfernen Zucker und Kohlenhydrate aus der Nahrung, wird die Menge an Kalorien verbrauchen Sie normalerweise mehr Platz pro Tag füllen lassen. Da viele Menschen finden diese Methode einfach und der Diät haben eine harte Zeit raubende genug Nahrung pro Tag!

Die Pfunde zu verlieren ist nicht so einfach wie es aussieht, aber mit richtiger Diät und Arbeit heraus, es sicherlich machbar ist. Die oben angegebene Informationen sind nur die grundlegenden Kenntnisse über die Keto-Diät. Mit diesem können Sie herausfinden, welche Methode am besten Ihrem Lebensstil und Ihren Bedürfnissen entspricht.

Das vorrangige Ziel der ketogene Diät ist um gesünder zu werden. Mit dieser Diät Ketone produziert werden und die Anwesenheit von Kohlenhydraten im Körper zu ersetzen. Durch Stoffwechsel Prozess namens Ketose sind Ketone für Energie verbrannt, wenn gibt es keine Kohlenhydrate zu verbrennen. Ketone als Brennstoff verwenden, um das Gehirn zu energetisieren, verbessert die Fähigkeit des Herzens und der lebenswichtigen Organe wie Nieren besser zu funktionieren.

Dic Vorteile der ketogene Diät können innerhalb einer Woche gesehen. Allmähliche Veränderungen entwickeln sich nach drei Wochen der regelmäßigen Diät-Plan. Diese Änderungen beinhalten bessere Stoffwechsel-Kapazität des Körpers, Homöostase sowie gen Wachstum und Entwicklung.

Bei Verwendung als medizinische Behandlungen für große Beschwerden

- Epilepsie - bekannt als die sichersten und die meisten wirksame Behandlung für Menschen mit Epilepsie ketogene Diät. Die heilende Kraft dieser Diät zu gefährlichere epileptische Anfällen zu verhindern hat in der Vergangenheit verwendet worden. Die Praxis gestoppt, während der Zeit als Antiepileptika Medikamente auf dem Markt eingeführt wurden. Es wurde wieder populär als ein Elternteil diese Methode verwendet werden verlangt, um sein 20 Monate alten Sohn zu behandeln, die nach 4 Tagen regelmäßiger Anwendung besser geworden. Anfälle wurden verhaftet und der Junge hatte noch nie einen anderen schweren Anfall in seinem Leben. Seine erstaunliche Genesung von Epilepsie wurde von seiner Familie durch die Bildung von Charlie Foundation gefeiert. Man kann daher sagen, dass ketogene Diät-Plan induziert, Epilepsie zu heilen schützt und die Aktivität der Krankheit ändert.
- Der Alzheimer-Krankheit – wenn Ketonkörper reichlich im Körper produziert werden, unterstützen sie die Fähigkeit des Gedächtnisses, funktionieren. Ketogene Diät erhöht die essentiellen Fettsäuren notwendig, die

Auswirkungen dieser psychischen Erkrankung zu bekämpfen. Es stärkt die Fähigkeit des Gehirns, Speicher-Gedanken und Bilder zurück zu bringen.

- Diabetes-Carb Aufnahme Beschränkung auf diese Diät hilft Diabetes 2 Patienten ihre Blutzucker- und Insulinspiegel zu kontrollieren. Durch den Wegfall von High-Carb-Lebensmittel sind auch ungesund wirkt Insulin-Resistenz und kehrt die Auswirkungen des metabolischen Syndroms.
- Der Parkinson-Krankheit – lindert ketogene Diät einige Symptome dieser Krankheit durch die Reparatur der mitochondrialer Atmung Schäden, die passieren, wenn es Überfluss von reaktiven Sauerstoffspezies (ROS) und freien Radikalen gibt. Bei Überstimulation der chemischen Neuro-Transmitter, schädigt es die Nervenzellen der Substantia Nigra (die Gehirnstruktur, die Bewegungen steuert). Der Schaden betrifft die Funktionen des zentralen Nervensystems.
- Krebs-ketogene Diät beseitigt Kohlenhydrate Glukose geworden. Krebszellen brauchen im Grunde Glukose im Körper gedeihen. Wenn diese bedrohlichen Zellen verhungert sind, sinkt die aktive Verbreitung von Krebs.

Für lebensstilbedingte Krankheiten

- Stress-der Teil des Gehirns, die anfällig für stress ist der Hippokampus. Wenn Sie mit schwierigen und belastenden Ereignissen konfrontiert, verliert dieser Region seine gesunde Gehirnzellen, die Emotionen, Gedächtnis und Lernfähigkeit des Gehirns beeinträchtigen. Ketogene Diät induziert die Produktion von Mitochondrien, die regt das Gehirn um Stress zu bekämpfen.
- Adipositas-eine modifizierte und verbesserte Version von ketogene Diät ist gewöhnungsbedürftig helfen loszuwerden unerwünschte Gewichtszunahme. Es kontrolliert Appetit und Bordsteine Essen Fixierung, die in schnellen Verlust der überschüssiges Fett im Körper hilft. Es richtet sich auch an die zugrunde liegende Ursache der Gewichtszunahme, hormonelles Ungleichgewicht. Wenn ein Ungleichgewicht besteht, ist die Tendenz des Körpers zu fühlen sich ständig extremen Hunger und Essen. Dies bringt Gewichtszunahme und niedrigen Energieverbrauch.
- Muskel- und Gelenkschmerzen - ketogene Diät beseitigt Körner, die Schuldigen der chronischen Muskel und Gelenke Probleme sind. Es verhindert Steifheit der Muskeln und der Entzündung, die schmerzhaften

Arthrosen verursachen kann oder Rheuma.

- Herzerkrankungen – ketogene Diät reduziert Cholesterin-Produktion stammt aus überschüssige Glukose. Wenn Cholesterin gesteuert wird, die Entzündung beseitigt und es gibt weniger Schäden an den Arterien. Es erhöht HDL-Cholesterin, die hilft, das Herz gesund zu halten. C-reaktive Protein (CRP) sowie HbA1c-Proteine Einflussfaktoren zu Herzerkrankungen reduziert. Es neutralisiert auch Triglyceride Ebene, die das Risiko für Herzinfarkte verhindert.
- Orale Gesundheit – hält ketogene Diät Zähne und Zahnfleisch gesund. Es verhindert, dass Bildung, Zahnfleischerkrankungen und Zahn zerfällt.

Mehr gesunde Vorteile:

- Beugt Wassereinlagerungen durch helfen Nieren beseitigen unerwünschte Natrium aus dem Körper. Ketogene Diät verwendet Nahrungsmittel, die diuretische Wirkung haben die einfache Beseitigung der Körper Abfälle durch Wasserlassen zu fördern.

- Es hilft bei der richtigen Verdauung von Lebensmitteln, die Magenschmerzen, Gasbildung und Blähungen reduziert.

- Verbessert Schlaf Muster und beseitigt das Problem der Schlafapnoe. Die meisten Amerikaner stellen chronische Schlaf Probleme. Sie können nicht gut in der Nacht und immer schläfrig tagsüber schlafen. Ketogene Diät ist eine wirksame Methode zur Förderung gute Nacht Rest was bessere körperliche und geistige Wohlbefinden führt. Es beseitigt das Gefühl der Müdigkeit und verbessert ihre Lebensqualität.

- Es Stimmung Zustand stabilisiert, durch die Produktion von Serotonin und Dopamin im Gehirn auslösen. Die Vorteile dieser beruhigenden Neurotransmitter zu erhöhen reduzieren Angst vieler neurodegenerativer Erkrankungen bewirken kann.

- Es gibt besser und klarer zu denken. Zu viel Glukose macht das Gehirn Nebel und wirkt sich auf die kognitiven Funktionen. Ketogene Diät verbessert die Fähigkeit des Gehirns, Funktion, weil es den Blutfluss zum Gehirn um 39 % erhöht. Dies treibt das Gehirn um non-Stop auf das optimale Niveau arbeiten.

- Es bringt energiereiche Stufe. Wenn Ketone als Brennstoff genutzt werden, bringen sie konstante und stabile Energie, die die Notwendigkeit von Körper und Geist mit verschiedenen Aktivitäten aufrecht erhalten kann. Es beseitigt Schwäche und Müdigkeit durch die Bereitstellung von grenzenlosen Energie.

- Beugt vorzeitigen Alterung. Ketogene Diät verjüngt die Zellen durch ausspülen Proteine, die zu frühe Anzeichen der Hautalterung beiträgt. Durch Ketose Prozess sind alte und beschädigten Zellen durch frische ersetzt. Es schützt den Körper vor Viren, Bakterien und mikrobielle Infektionen.

- Bessere und klarere Haut – es entledigt sich Entzündungen der Haut und reduziert Akne Bildung innerhalb von drei Monaten regelmäßigen ketogene

Diät. Es spült Giftstoffe aus dem Körpersystem, das Akneausbrüche und andere Haut-Probleme löst.

Beachten Sie, dass ketogene wie jede andere Diätpläne, auch negative oder unerwünschte Wirkungen hat. Achten Sie darauf, Ihren Arzt vor der Implementierung von dieser Diät-Strategie. Diese Art der Diät ist sehr streng und erfordert einiges an Willenskraft, zuckerhaltige beladen, hoch-kalorische Lebensmittel oder Getränke zu vermeiden. Es braucht eine Menge Disziplin, an diese Ernährung vor allem in den ersten Tagen oder Wochen wegen metabolische Verschiebung. Aber denken Sie daran, die Regeln, gemeinsame Diät Fallstricke zu vermeiden. Lassen Sie den Übergang tritt natürlich und sanft. Die Belohnung am Ende ist vorteilhaft für Ihr allgemeines Wohlbefinden.

Kapitel 3 – Reverse Diabetes mit diesen Rezepten

Es ist jetzt Zeit für Sie vorbereiten und Ihre Mahlzeiten selbst zubereiten. Denken Sie daran, dass es keinen besseren Weg für Sie, Gewicht zu verlieren, dass zu wissen, wie gesund und nahrhaft vorzubereiten "Essen.

Zwiebel und kitschig Quiche

Zutaten:

ca. 5-6 Tassen zerkleinerte coly Jack Käse oder Sic können Münster (in zwei Hälften zu teilen)
2 El Butter (fügen Sie mehr um die Pfannen zu Fett)
1 große gehackte fein Zwiebel (weiß)
12 Stück große Größe Eiern (Freilandhaltung oder Bio)
2 Tassen Sahne
1 Teelöffel Salz
1 Teelöffel schwarzer Pfeffer (Boden)
2 Teelöffel Thymian (getrocknet)

Anfahrt:

1. Heizen Sie Ihren Backofen auf 350 Grad.
2. mit einer Pfanne Butter schmelzen, über mittlere bis niedrige Hitze dann das Gemüse hinzufügen und Braten, bis die Zwiebel wird weich und transparent. Vom Herd nehmen und beiseite stellen.
3. verteilen Sie etwas Butter in einer Pfanne 10-Zoll-Quiche oder können auch tiefe Torte Pfannen. Platz 2 Tassen geriebenen Käse am unteren Rand der

Butter schwenken dann gleichmäßig einen halben Tasse sautiertem Gemüse auf jeder Pfanne hinzufügen.

(4) mit einem großen, große Rührschüssel, Riss 12 Eiern. Fügen Sie Sahne und die Gewürze hinzu und dann wischen Sie sie alle zusammen, bis gut vermischt und schaumig. Gießen Sie die Hälfte der Mischung auf die Pfanne mit Gemüse und Käse. Verwenden Sie eine Gabel sanft, Gemüse und Käse, Sahne-Ei-Mischung gleichmäßig verteilen.

5. Stellen Sie die Quiche-Pfannen in den Ofen. Stellen Sie sicher, dass Sie eine halbe Zoll Raum zwischen den einzelnen Quiche lassen dann backen ca. 20-25 Minuten oder bis die Quiche setzt und wird geschwollen und golden in der Mitte. Eine andere Möglichkeit zu überprüfen, ob die Quiche ist bereits gekocht ist mit einem Messer und in der Mitte einsetzen. Wenn es sauber herauskommt, dann bedeutet dies, dass Ihre Quiche bereits gekocht wird.

6. geschnitten Sie die Quiche auf 6 gleiche Portionen. Heiß servieren und genießen!

7. Sie können halten Sie den Rest der Quiche im Inneren des Kühlschrankes und sie am nächsten Tag in der Mikrowelle erhitzt. Wenn Sie sie auf einem Gefrierschrank aufgeben, es dauert zwei Wochen und im Inneren des Kühlschrankes, das wird eine Woche lang dauern.

Choco-Protein Chia Pudding

Zutaten:

3 Esslöffel Chia-Samen
1 Tasse Milch (ungesüßt; Sie können auch Soja-Milch oder Sojamilch)
1 Kugel Schokolade gewürzt Proteinpulver (Sie können auch Kakaopulver)
¼ Tasse Himbeeren (Wählen Sie gefroren oder frisch)
1 Teelöffel Honig (optional; wenn Sie Protein-Pulver verwendet, können Sie diese Zutat entfernen)

Anfahrt:

1. mix Mandelmilch und Schokolade Proteinpulver alle zusammen. Benutzen Sie eine Gabel, um es gut umrühren.
2. Fügen Sie Chia-Samen im Mix und kombinieren Sie sie mit einer Gabel gut.
(3) für ca. 5 Minuten ruhen lassen. Ist das erledigt, wieder für weitere 5 Minuten umrühren und ca. 30 Minuten im Kühlschrank ruhen lassen.
(4) dienen Sie und fügen Sie die Himbeeren obendrauf, genießen!
5. Sie können übertragen und halten Sie die restliche Mischung auf den Pudding.

Gebackenen Eiern und Speck

2 El butter
4 große mittelgroßen Eiern
1 Tasse Cheddar-Käse (gerieben)
1 Tasse Sahne (beheizt bis Warm)
8 Scheiben Speck (gekocht und zerkleinert)
Pfeffer und Salz zur Verkostung

1. Heizen Sie Ihren Backofen bis 350 Grad. Verteilen Sie etwas Butter, 4 kleine Keramik Förmchen oder kleine Gläser.
2. brechen Sie das Ei auf dem Töpfchen.
3. Decken Sie die Eiern mit ¼ Tasse des beheizten Creme und ¼ Tasse Käse. Mit Salz und Pfeffer abschmecken.
4. setzen Sie die Förmchen in einer Pfanne und füllen es mit Wasser, gerade genug, um die Hälfte auf den Seiten der Förmchen werden. Ca. 15 Minuten backen Sie, bis der Käse schmilzt gründlich und die weißen Eier fertig sind.
5. bröckeln Sie einige Scheiben Speck auf jedes Ei. Heiß servieren und genießen!

Weiße Schoko-Mandel-Protein-Shake

Zutaten:

16 Unzen von Mandelmilch (ungesüßt)
4 Unzen schwere Creme
2 Kugeln Vanille-Molke-Pulver (Marke je nach
Belieben)
1 Esslöffel weißer Schoko-Sirup (Wählen Sie
die kostenlose Variante von Zucker)
½ Tasse zerstoßenes Eis

Anfahrt:

1. Legen Sie alle Zutaten: in einen Mixer geben.
Puls, bis es glatt wird.
2. Fahrt nach 2 Gläser. Mit einem Freund
trinken und genießen!

Calico Rührei

Zutaten:

8 Eiern
¼ Tasse gehackte Zwiebel
½ Tasse gehackte grüne Paprika
½ Tasse gehackte frische Tomaten
1 El butter
¼ Teelöffel Dillunkraut
¼ TL Pfeffer

¼ Teelöffel Salz

Anfahrt:

(1) in einer Antihaft-Pfanne, anbraten Zwiebel und Paprika in Butter. Vom Herd nehmen und beiseite stellen.
(2) in einer Schüssel, die Eier und das Dillunkraut, Pfeffer und Salz dazugeben. In die Pfanne gießen. Rühren Sie bei mittlerer Hitze. Sobald die Eizellen fast eingestellt werden, fügen Sie die Pfeffer Mischung zusammen mit den frischen Tomaten hinzu. Kochen, bis die Eizellen komplett eingestellt werden.

Tomaten und Egg Scramble

Zutaten:

3 Eiern
3 EL fein gehackte Zwiebel
3 EL weiche Butter (geteilt)
1 frische Tomatenwürfel
¼ Teelöffel Salz
¼ TL Pfeffer

Anfahrt:

1. in einer Schüssel, Schneebesen, Eiern, Salz und Pfeffer. Beiseite stellen.
(2) in einer Antihaft-Pfanne ist anbraten Zwiebel bis es zart in 1 El Butter. Die Ei-Mischung hinzufügen. Mittlerer bis hoher Hitze rühren Sie, bis die Eizellen eingestellt

werden. Vom Herd nehmen und die frischen Tomaten unterrühren.

Southwestern Omelet

Ingredients:

Südwestlichen Omelette

Zutaten:

6 leicht geschlagenen Eiern
½ Tasse gehackte Zwiebeln
1 reife Avocado dünne Scheiben geschnitten
1 gehackte Jalapenopfeffer
1 gehackte Tomate
1 EL Olivenöl
½ Tasse geschreddert Cheddar-Käse (geteilt)
¼ El Salz
¼ El Pfeffer

Anfahrt:

(1) in einer Antihaft-Pfanne, anbraten die Jalapeno-Paprika und Zwiebeln in Olivenöl dünsten. Aus der Pfanne nehmen und beiseite stellen. Unter Verwendung der gleichen Antihaft-Pfanne, gießen, den Eiern, Deckel und kochen bei Hitze für ca. 3 bis 5 Minuten niedriger.
(2) bestreuen Sie die Eizellen mit der Zwiebel-Gemisch, Avocado, Tomaten und ¼ Tasse Cheddar-Käse. Mit Salz und Pfeffer würzen.
3. Falten Sie die Omelette in der Mitte. Decken und kochen für weitere 3 bis 5 Minuten, oder bis die Eiern komplett eingestellt sind. Mit der restlichen

Cheddar-Käse bestreuen und vom Herd nehmen. Übertragen Sie auf einen warmen Teller servieren.

Peri-Peri Geflügelsalat

2 Tassen Baby-Spinat
½ Portion ein Stück Hähnchenbrust
eine kleine große Avocado ½
Ein Stück Speck (Wählen Sie die niedrige Natrium-Variante)
1 Esslöffel Peri-Peri-Sauce

(1) in einer Pfanne Kochen Sie den Speck bis es knusprig wird.
2. Schneiden Sie Hühnerbrust, gleichmäßige Scheiben und Kochen Sie es in das Speckfett für ca. 4-6 Minuten, oder bis das Huhn gar ist.
3. in der Zwischenzeit Avocado, gleichmäßige Scheiben schneiden und den Speck bröckeln.
4. Ordnen Sie den Salat indem man den Spinat in eine große Schüssel. Top mit Hühnchen, Avocado und Peri-Peri Sauce.
5. mit zerkleinerten Speck obenauf streuen. Servieren und genießen!

Chicken Piccata

4 (4 Unzen) Stücke halbiert ohne Knochen und ohne Haut Hähnchenbrust
¼ Tasse gewürfelter butter

½ Teelöffel Pfeffer
½ TL Salz
1 EL Rosmarin
1 El Thymian
¼ Tasse frischer Zitronensaft
¼ Tasse Wasser

Anfahrt:

1. Glätten Sie die Hähnchenbrust in ½ Zoll dicke.
(2) in einem Zip-Lock Beutel kombinieren Sie, Pfeffer, Salz, Rosmarin und Thymian. Fügen Sie das Huhn, jeweils einzeln und schütteln zu beschichten.
(3) in einer Antihaft-Pfanne braun die Hähnchenbrust in Butter bei mittlerer Hitze. Frischer Zitronensaft und Wasser hinzufügen. Zum Kochen bringen. Reduzieren Sie die Hitze und köcheln lassen, ohne Deckel, für ca. 12 bis 15 Minuten.

Gemüse-Salat mit Quinoa infundiert

Zutaten:

½ Tasse gespült quinoa

1 gehackte Schalotte

1 Tasse Kirschtomaten-Hälften

1 kleine zerkleinerte Karotte

1 EL gehackte frische Petersilie

1 EL gehackter frischer Thymian

1 Tasse gefrorene Erbsen

2 Tassen frischer Spinat

1 Tasse Wasser

Dressing:

2 EL Zitronensaft

1 EL Balsamico-Essig

2 Teelöffel Olivenöl

1 ½ Teelöffel Dijon-Senf

¼ Teelöffel Salz

1/8 Teelöffel Pfeffer

¼ Teelöffel Zucker

1. in einem Topf bringen Sie das Wasser zum Kochen, dann fügen Sie die Quinoa. Die Hitze reduzieren, decken die Saucep-ein und köcheln lassen für ca. 8 bis 10 Minuten oder bis die Quinoa voll das Wasser absorbiert. Den Topf vom Herd nehmen und dann die Quinoa mit einer Gabel auflockern.

2. übertragen Sie die gekochte Quinoa in einer mittleren Schüssel und lassen Sie abkühlen. Fügen Sie in die Schalotte, Cherry-Tomaten, Karotten und Erbsen.

(3) in einer mittleren Schüssel kombinieren Sie den Zitronensaft, Balsamico-Essig, Olivenöl, Dijon-Senf, Salz, Pfeffer und Zucker. Die Quinoa-Gemüse-Mischung beträufeln Sie die Dressing-Mischung dann zusammen werfen Sie, bis alles gut bedeckt ist. Bis zum Servieren kalt stellen.

4. beim servieren, Spinat auf einen Teller legen, dann oben mit Quinoa-Gemüse-Mischung.

Ketogene Hackfleisch Rühren braten

1 Esslöffel Kokosöl

½ mittelgroße Zwiebel

5 Stück mittlerer Größe Pilze

2 Stück Kohl Blätter

½ Tasse Brokkoli

½ mittelgroße rote Paprika

300 Gramm Hackfleisch

1 Esslöffel chinesische 5-Gewürze

1 Esslöffel Cayennepfeffer

Anfahrt:

1 hacken Sie rote Paprika, Brokkoli, Zwiebeln und Kohl. Schneiden Sie Pilze in Scheiben.

2. mit Hilfe eines großen Woks, Kokosnuss-Öl erhitzen bei mittlerer bis hoher Hitze. Braten Sie Zwiebeln ca. 1 Minute an.

3. das restliche Gemüse hinzufügen und Rühren ca. 2 Minuten braten. Rühren Sie weiter.

4. Fügen Sie Hackfleisch und chinesischen 5-Gewürz und weiterhin für weitere 2 Minuten kochen.

5. Deckel und lassen Sie kochen für ca. 5 Minuten oder bis Rindfleisch gut gekocht wird.

6. übertragen Sie auf einen Teller. Heiß servieren und genießen!

Hähnchen mit Kräutern Soße

Zutaten:

- 4 (4 Unzen) Stücke halbiert ohne Knochen und ohne Haut Hähnchenbrust
- ½ Teelöffel Pfeffer
- ½ TL Salz
- 2 Esslöffel Olivenöl (geteilt)
- 2 El Butter (geteilt)
- 1 EL gehackte frische Petersilie
- 1 Esslöffel gehackter Schnittlauch
- 1 TL Dijon-Senf
- 1 TL gehackter frischer Basilikum
- 2 Teelöffel frischer Limettensaft
- ½ Tasse Wasser

Anfahrt:

(1) zwischen zwei Blatt Wachspapier legen Sie die Hähnchenbrust. Glätten Sie die Hähnchenbrust mit einem Holzhammer, gleichmäßig. Bestreuen Sie

beide Seiten der Flatten Hähnchenbrust mit Salz und Pfeffer.

(2) in einer Antihaft-Pfanne erhitzen Sie 1 Esslöffel Olivenöl und 1 El Butter. Die Hähnchenbrüste bei mittlerer bis hoher Hitze für ca. 5 bis 7 Minuten auf jeder Seite anbraten. Vom Herd nehmen und warm halten.

3. kombinieren Sie die restlichen Olivenöl, restliche Butter, frische Petersilie, Schnittlauch, Dijon-Senf, frischem Basilikum, Limettensaft und Wasser, um das Schmalz. Rühren Sie, bis die Butter komplett geschmolzen ist. Über die Hühnerbrüste dienen. Viel Spaß!

Huhn und Champignons

Zutaten:

4 (4 Unzen) Stücke halbiert ohne Knochen und ohne Haut Hähnchenbrust

¼ TL Pfeffer

¼ Teelöffel Salz

4 Teelöffel Olivenöl (geteilt)

1 gehackte Knoblauchzehe

1 Tasse Baby Portobello Pilze geviertelt

Saft aus 1 mittlere Zitrone

4 Zitronenscheiben

½ Tasse Wasser

2 EL Kapern

Anfahrt:

1. Glätten Sie die Hähnchenbrust in 1/8 Zoll dicke. Würzen Sie die Hähnchenbrüste mit Salz und Pfeffer.

(2) in einer Antihaft-Pfanne erhitzen Sie 2 Teelöffel Olivenöl bei mittlerer Hitze. Kochen Sie die gewürzte Hähnchenbrust ca. 2 bis 3 Minuten auf jeder Seite oder bis der Saft aus dem Huhn läuft klar. Übertragen auf eine Servierplatte und warm halten.

(3) Erhitzen Sie das restliche Olivenöl in der gleichen Antihaft-Pfanne bei mittlerer bis hoher Hitze. Fügen Sie eine einlagige Baby Portobello Pilze und Kochen ohne Rühren, etwa 3 bis 5 Minuten oder bis zur Jahrhundertwende Pilze rot-braun auf der einen Seite. Drehen Sie die Pilze, dann fügen Sie den Knoblauch und kochen für weitere 2 Minuten. Das Wasser dazugeben und zum Kochen bringen. Fügen Sie den Zitronensaft und die Zitronenscheiben auf die Mischung. Die Kapern unterrühren und weiter kochen, bis die Mischung eindickt. Fügen Sie das vorbereitete Huhn der Mischung und Hitze gründlich. Warm servieren und genießen!

Zitronen-Knoblauch-Huhn

Zutaten:

2 (4 Unzen) Stück halbiert ohne Knochen und ohne Haut Hähnchenbrust
1 ½ Teelöffel Olivenöl
1/8 Teelöffel Pfeffer
1/8 TL Salz
¼ Teelöffel getrockneten oregano
½ TL getrocknete Basilikum

1 geschälte Knoblauchzehe

1/4 Tasse Wasser

2 Esslöffel frischer Zitronensaft (geteilt)

1. würzen Sie die Hähnchenbrust mit Salz und Pfeffer.
(2) in einer Antihaft-Pfanne den Knoblauch und die gewürzte Hähnchenbrust in Olivenöl ca. 4 bis 6 Minuten garen. Fügen Sie getrocknetes Basilikum, getrockneter Oregano, Wasser und 1 Esslöffel frischen Zitronensaft. Reduzieren Sie die Hitze. Decken und lassen Sie die Zutaten: köcheln lassen für ca. 5 bis 8 Minuten oder bis der Saft aus dem Huhn läuft deutlich. Übertragen auf einer Platte anrichten und warm servieren. Beträufeln Sie diese mit den restlichen frischen Zitronensaft kurz vor dem servieren.

Gebackene Kräuter-Lachs

Zutaten:

2 Pfund Lachsfilet

4 Unzen Sesamöl

½ Tasse Sojasauce (Tamari wählen)

1 TL Knoblauch (gehackt)

½ TL Ingwer (Boden)

½ Teelöffel Basilikum

1 Teelöffel oregano

¼ Teelöffel Thymian

½ Teelöffel Rosmarin

¼ Teelöffel Estragon

4 Unzen Butter

½ Tasse frische Pilze (gehackt)

½ Tasse grüne Zwiebeln (gehackt)

Anfahrt:

1. Wenn Sie kaufte ein großes Lachsfilet, schneiden Sie es zur Hälfte über ½ Pfund jedes. Legen Sie in einem wiederverschließbaren Beutel.

2. Mischen Sie Sesamöl, Tamari und den Gewürzen. Gießen Sie die Mischung in der wiederverschließbaren Tasche mit dem Lachs.

3. im Kühlschrank für ca. 1-4 Stunden.

4. Heizen Sie Ihren Backofen für 350 Grad. Linie eine große Größe Backblech mit Alufolie.

5. Füllen Sie den Inhalt des Beutels in die ausgekleidete Pfanne. Ordnen Sie die Fische um einen Layer zu machen.

6. Backen Fisch für über 10-15 schaltet.

7. in der Zwischenzeit bereiten Sie das Gemüse. Butter schmelzen und Gemüse hinzufügen. Stellen Sie sicher, sie gleichmäßig zu beschichten.

8. nehmen Sie das Lachsfilet aus dem Ofen. Gießen Sie das Gemüse mit Butter auf den Lachs. Stellen Sie sicher, dass sie gleichmäßig den Lachs bedecken.

9. wieder für weitere 10 Minuten backen. Heiß servieren und genießen!

Thunfisch gefüllte Tomaten

Zutaten:

1 (6 Unzen) Flocken Thunfisch Filet

1 große Tomate

4 Teelöffel Joghurt

½ TL Dijon-Senf

1 Esslöffel gehackte Sellerie

¼ Teelöffel Salz

Anfahrt:

1. halbieren Sie die Tomaten. Aushöhlen Sie Fruchtfleisch und Kerne wobei ½ Zoll aus der Schale. Abtropfen lassen Sie, mit Papiertüchern.

2. in einer Schüssel, kombinieren die Flocken Thunfisch, griechischer Joghurt, Dijon-Senf, Sellerie und Salz. Die Tomate-Schalen mit der Mischung füllen und auf ein Backblech legen. Grillen Sie 3 bis 4 Zoll von der Hitze für ca. 4-5 Minuten.

Zitrus-Thunfisch-Steak

Zutaten:

4 (6 Unzen) Stück Thunfisch-steaks

½ Tasse Zitrone Saft

½ Tasse Limettensaft

1 Teelöffel Dillunkraut

2 Teelöffel gehackte frische Ingwerwurzel

2 Teelöffel zerkleinerte Paprikaflocken

Anfahrt:

(1) in eine Rührschüssel geben Zitronensaft, Limettensaft, Dillunkraut, Ingwerwurzel und Paprikaflocken zu kombinieren. ¼ Tasse für Heften zu entfernen. Gießen Sie die restliche Marinade in eine Zip-Lock-Beutel. Hinzufügen der = Thunfisch-Steaks. Verschließen Sie Zip-Lock Beutel und drehen Sie die Thunfisch-Steaks zu beschichten. Kühlen Sie während ca. 30 Minuten marinieren.

2. entnehmen Sie die Thunfisch-Steak aus der Zip-Lock-Beutel. Den Thunfisch abtropfen lassen und die Marinade zu verwerfen. Grillen Sie den Thunfisch in ein Grillrost bei mittlerer Hitze ohne

Deckel, für etwa 6 bis 8 Minuten auf jeder Seite häufig mit der reservierten Marinade begießen.

3. übertragen Sie auf einen Teller anrichten Sie und mit heißen.

Anstrengenden Tag Fisch gebacken

Zutaten:

2 ½ Pfund Fischfilets (nach Ihrer Wahl)

1 Tasse (8 Unzen) griechischer Joghurt

¼ Tasse geschmolzenen butter

1/3 Tasse geriebener Parmesan

Kokosnuss-Öl-spray

2 Esslöffel Zwiebelsuppe Mix (optional)

Anfahrt:

1. das Fischfilet in mundgerechte oder Portionsgröße Stücke schneiden.

2. beschichten Sie das Fischfilet mit griechischem Joghurt (Sie können die Zwiebelsuppe Mix mit griechischem Joghurt mischen).

3. Mantel ein zwei 13 x 9 Zoll Backformen mit Kokosnuss-Öl-Spray. Legen Sie die zubereiteten

Fisch-Filets in die gefettete Auflaufform. Mit Butter beträufeln.

(4) backen, aufgedeckt, in den vorgeheizten Backofen von 425 Grad ca. 12 Minuten. Mit Parmesan bestreuen. Weitere 2 bis 6 Minuten backen Sie, bis der Fisch leicht mit einer Gabel als Flocken. Aus der Pfanne nehmen und noch heiß servieren.

Pfanne gebratener Lachs mit Apfel und Spinatsalat

Vier (5 Unzen) Stücke Lachs Filets

1 EL Olivenöl

Für den Apfel und Spinatsalat

1 Bund Spinat

1 dünn geschnittene Honeycrisp Apfel

3 El gerösteten Mandelblättchen

3 Esslöffel frischen Zitronensaft

2 EL Olivenöl

Anfahrt:

(1) in große Salatschüssel verquirlen Sie frischer Zitronensaft und Olivenöl. Dazugeben Sie den Spinat. Zusammen werfen Sie, bis alle Blattspinat gut beschichtet sind. Für etwa 10 Minuten ruhen lassen. Fügen Sie die in Scheiben geschnittenen Äpfel in den Spinatsalat.

2. Erhitzen Sie das Olivenöl in einer großen beschichteten Pfanne bei mittlerer bis

schwacher Hitze. Heben Sie die Hitze zu hoch und legen Sie das Lachsfilet, einzeln nacheinander, Hautseite oben in die Pfanne. Kochen Sie für ca. 4 Minuten oder bis die Seite goldbraun. Die andere Seite umdrehen und kochen für ca. 3 Minuten oder bis sie fest zum Anfassen ist. Servieren Sie mit Äpfeln und Spinat-Salat auf der Seite.

Koriander-Lachs

Zutaten:

4 (6 Unzen) Stück Lachsfilets

2 gehackte Knoblauchzehen

½ TL gemahlener Koriander

2 Teelöffel frischer Limettensaft

2 Teelöffel Olivenöl

2 gehackte Knoblauchzehen

½ TL Salz

¼ TL Pfeffer

(1) in einer kleinen Schüssel, kombinieren, Koriander, Salz und Pfeffer. Die Lachsfilets streuen.

(2) in einer Antihaft-Pfanne Kochen Sie den Lachs in Olivenöl ca. 4 Minuten auf jeder Seite bei mittlerer Hitze. Knoblauch und Limettensaft zugeben. Die Hitze reduzieren und die Pfanne abdecken. Kochen Sie für ca. 3 bis 5 Minuten oder bis der Fisch leicht mit einer Gabel als Flocken.

Gebackenes Forellenfilet

Zutaten:

1 Pfund Forellenfilets

1 Esslöffel gehackte fein Zwiebel

1 Tasse saure Sahne

1 EL Zitronensaft

½ TL Salz

½ TL Paprikapulver

¼ Tasse geriebener Parmesan

1. Legen Sie die Forellenfilets in eine gefettete 3 Quartal Auflaufform.

2. in einer Schüssel, kombinieren Sie die Zwiebel, Sauerrahm, Zitronensaft, Salz und Parmesan-Käse. Über den Fisch verteilt. Mit Paprika obenauf streuen.

(3) backen, aufgedeckt, in den vorgeheizten Backofen von 350 Grad für ca. 20 bis 25 Minuten oder bis der Fisch leicht mit einer Gabel als Flocken.

Herzhafte Nudelsalat

Zutaten:

1 Packung (8 Unzen) Spiral-Nudeln

¼ Tasse gehackte Karotten

¼ Tasse gehackte Sellerie

¼ Tasse gehackte Zwiebeln

1 Tasse gekochtes Türkei oder gebratenes Rindfleisch

Dressing

¾ Tasse mayonnaise

¼ Teelöffel Knoblauchsalz oder Meersalz

¼ Teelöffel gemahlener Pfeffer

¼ Teelöffel Zitrone Saft

¼ Tasse geriebener Parmesan

Anfahrt::

1. vorbereiten und die Spiral-Nudeln durch Anschluss an das Paket Richtungen:. Sobald

die Spiral-Nudeln gekocht, abtropfen lassen und abspülen mit kaltem Wasser. Legen Sie in eine große Salatschüssel geben. Karotten, Sellerie, Zwiebeln und Türkei oder gebratenes Rindfleisch mischen.

(2) in einer kleinen Schüssel, kombinieren die Mayonnaise, Knoblauch, Salz oder Meersalz, gemahlener Pfeffer, Zitronensaft und Parmesan-Käse. Die Pasta-Gemüse-Mischung übergießen Sie Nudeln Salatdressing. Zusammen werfen Sie, bis alles gut bedeckt ist. Im Kühlschrank vor dem servieren.

Italienische Pasta-Thunfischsalat

Zutaten:

1 Packung (8 Unzen) kleine Schale Nudeln

1 Dose (6 Unzen) abgetropften Thunfisch in leichtes Wasser

6 Esslöffel cremige italienischer Salat-dressing

1 Tasse geriebenen zucchini

1 Tasse geraspelte Karotte

Salatblatt (optional)

Anfahrt::

1. vorbereiten und die kleine Muschel-Nudeln durch Anschluss an das Paket Richtungen:. Sobald die Spiral-Nudeln gekocht, abtropfen lassen und abspülen mit kaltem Wasser. Legen Sie in eine große Salatschüssel geben. Der Thunfisch, Zucchini und Karotten unterrühren. Werfen Sie, bis alles gut vermischt. Die Pasta-Gemüse-Mischung in die cremige italienischer Salat-Dressing übergießen. Zusammen werfen Sie, bis alles gut bedeckt ist. Im Kühlschrank vor dem servieren.

(2) in einem Medium Rührschüssel geben kombinieren Sie Ranchbehandlung, Miracle Whip, saure Sahne und Knoblauch, Salz oder Meersalz. Die Pasta-Gemüse-Mischung übergießen Sie Nudeln Salatdressing. Mit Mandeln und Paprika bestreuen. Zusammen werfen Sie, bis alles gut bedeckt ist. Im Kühlschrank vor dem servieren.

3. Falls gewünscht, auf einem Teller mit Salat Futter dienen.

Geröstete Paprika-Nudelsalat

Zutaten:

1 Packung (12 Unzen) Tricolor Spiral-Nudeln

1 Glas geröstete Paprika (7 Unzen)

1 Tasse geschnittene Frühlingszwiebeln

4 Unzen zerbröckelte Feta-Käse

Dressing

1 Umschlag fettfreie italienischer Salat-dressing

3 EL Balsamico-Essig

½ Tasse Hühnerbrühe

Anfahrt:

1. vorbereiten und die Trikolore Spiral Nudeln durch Anschluss an das Paket Richtungen:. Einmal die Trikolore Spiral-Nudeln gekocht ist,

abtropfen lassen und in kaltem Wasser abspülen. Lassen Sie auf der anderen Seite die gerösteten Paprika. Scheiben Sie schneiden.

2. in einer großen Salatschüssel kombinieren Sie Tricolor Spiral Nudeln, Paprika, Frühlingszwiebeln und Schafskäse.

(3) in eine kleine Schüssel Schneebesen Sie die italienische Salat-Dressing, Balsamico-Essig und Hühnerbrühe. Die Pasta-Gemüse-Mischung übergießen Sie Nudeln Salatdressing. Zusammen werfen Sie, bis alles gut bedeckt ist. Im Kühlschrank vor dem servieren.

Schnelle griechischer Nudelsalat

1 Packung (8 Unzen) Spiral-Nudeln

¼ Tasse entkernte griechische Oliven in Scheiben

2 gehackte Eiertomaten

1 Esslöffel entwässert Kapern

¼ Tasse zerbröckelte Feta-Käse

Dressing

2 Esslöffel griechischen vinaigrette

1 ½ Teelöffel gehackte Petersilie

1 gehackte Knoblauchzehe

Anfahrt:

1. vorbereiten und die Spiral-Nudeln durch Anschluss an das Paket Richtungen:. Sobald die Spiral-Nudeln gekocht, abtropfen lassen und abspülen mit kaltem Wasser. Legen Sie in eine große Salatschüssel geben. Griechische Oliven, Eiertomaten und Kapern unterrühren.

(2) in eine kleine Schüssel, Schneebesen die griechischen Vinaigrette, Petersilie und Knoblauch. Die Pasta-Gemüse-Mischung

beträufeln Sie Salat Nudeln Dressing. Mit Feta-Käse bestreuen. Zusammen werfen Sie, bis alles gut bedeckt ist. Im Kühlschrank vor dem servieren.

Engelshaar Pasta-Salat

Zutaten:

1 pack (7 Unzen) Engelshaar pasta

1 Tasse Karotten in dünne Scheiben geschnitten

4 ausgesät und Cubbed Eiertomaten

6 geschnittene Frühlingszwiebeln

1 mittlere gehackte Gurke

Dressing

2 Esslöffel Apfelessig

2 EL Olivenöl

½ TL Salz

½ Teelöffel Pfeffer

1. vorbereiten und Kochen der Engel Haarteigwaren durch Anschluss an das Paket Richtungen:. Einmal die Angel Hair Pasta gekocht ist, abtropfen lassen und in kaltem Wasser abspülen. Legen Sie in eine große Salatschüssel geben. Fügen Sie in Karotten, Eiertomaten, grüne Zwiebeln und Gurken. Werfen Sie, bis alles gut vermischt.

(2) in eine kleine Schüssel, Schneebesen, Apfelessig, Olivenöl, Salz und Pfeffer. Die Pasta-Gemüse-Mischung übergießen Sie Nudeln Salatdressing. Zusammen werfen Sie, bis alles gut bedeckt ist. Im Kühlschrank vor dem servieren.

California-Nudelsalat

1 Packung (8 Unzen) dünne Nudeln

2 Dosen (4,50 Unzen) Reife Oliven

2 mittelgroße gewürfelte zucchini

3 große gewürfelte Tomaten

1 große gewürfelte Gurke

1 gewürfelte rote Paprika

1 gewürfelte Paprika

1 große gewürfelte Zwiebel

Dressing

1 pack (16 Unzen) italienischer Salat-dressing

1 EL Mohn-Samen

1 Esslöffel Sesam

½ Teelöffel Selleriesamen

1 Teelöffel paprika

¼ Teelöffel Knoblauchpulver

¼ Tasse geriebener Parmesan

Anfahrt:

(1) brechen Sie die dünnere Nudeln in 1 Zoll Stücke. Vorbereiten und Kochen Sie die Nudeln durch Anschluss an das Paket Richtungen:. Sobald die Nudeln gekocht, abtropfen lassen und in kaltem Wasser abspülen. Legen Sie in eine große Salatschüssel geben. Reife Oliven, Zucchini, Tomaten, Gurken, Paprika, grüne Paprika und Zwiebel unterheben.

(2) in eine kleine Schüssel, Schneebesen, italienischer Salat-Dressing, Mohn, Sesam, Selleriesamen, Paprikapulver, Knoblauchpulver und Parmesan-Käse. Die Pasta-Gemüse-Mischung übergießen Sie Nudeln Salatdressing. Zusammen werfen Sie, bis alles gut bedeckt ist. Im Kühlschrank vor dem servieren.

Kapitel 4: Gesunde Ernährung und Gewichtsabnahme

Wenn der Begriff gesunde Ernährung verwendet wird, ist das erste Bild, die, das wir in unseren Köpfen bekommen, von einer Person, die unrealistisch dünn mit sehr strengen Ernährung Philosophie. Diese Vorstellung ist falsch und das grundlegende Ziel einer gesunden Ernährung ist, um Sie erregt, stabil und man fühlt sich großartig über sich selbst zu machen.

All diese Ziele für eine gesunde Ernährung können nie geändert werden, wenn Sie sich selbst hungern, oder streng Sie sich Lebensmittel beschränkt. Vielmehr kann es geschehen, indem die Lebensmittel auf die gesündeste Art und Weise zu genießen, während dafür sorgen, dass Sie immer die nötigen Nährstoffe bekommen. Die folgenden Zeilen erklären das Phänomen einer gesunden Ernährung.

1. Stellen Sie einen Ansatz:

Einen gesunde Ernährung Ansatz soll den das erste, was im Zusammenhang mit gesunder Ernährung. Der Ansatz sollte Ihr Ziel sein, schrittweise Änderungen in Ihrem Lebensstil und Essgewohnheiten, so dass letztlich das Stadium erreichen, wo Sie sind gesund und gesund ist das Essen von Ihnen getan. Die zwei Dinge, die Sie, in diesem Zusammenhang tun können sind:

* Erstens nicht Dinge mit der Sorge von Kalorien, eher verkompliziert, halten Sie es einfach durch die Konzentration auf Dinge wie frische, Farbe und Vielfalt.

* Zweitens nehmen Sie alle Änderungen, langsam und allmählich. Abrupte Änderungen erschwert und sie nie lange.

(2) Moderation:

Die andere entscheidende Faktor im Zusammenhang mit gesunder Ernährung ist die Moderation. Du musst moderat in Ihrem

Ansatz und befreien Sie sich von der Vorstellung, die dass bestimmte Lebensmittel aus begrenzt sind. Wenn man so denkt, macht es Sie hierfür diese Dinge noch mehr sehnen. Am besten bringen Sie Mäßigung in Ihrem Essen geht mit kleinen Portionen. Wenn Sie ungesunde Nahrungsmittel nicht widerstehen können, dann verbrauchen sie in kleinen Portionen beginnen und schließlich verringert sich das verlangen und Sie werden Weg mit ihnen tun. Daher seien Sie nicht über streng mit sich selbst; vielmehr die Aufnahme von schlechten Lebensmittel langsam zu reduzieren.

3. der Weg von Essen:

Gesunde Ernährung ist nicht alles, was Sie essen, sondern es bedeutet auch die Art, wie, die Sie essen. Die Art und Weise Sie Ihre Lebensmittel zu konsumieren ist ein wesentlicher Faktor für die Art von und die Menge des Essens Sie tun. Einige Tipps sind in diesem Zusammenhang wie folgt:

* Erstens, versuchen Sie, mit anderen so viel wie möglich essen. Auf diese Weise halten Sie Ihr Essen in Schach, im Gegenteil: Wenn Sie vor TV oder Laptop zu essen, wird es sein, geistlose essen, damit mehr Kalorienverbrauch.

* Zweitens genießen Sie Ihr Essen durch das Kauen sie langsam. Je mehr Zeit verbringen Sie auf Ihr kauen und genieße es, das kleinere, die Sie essen.

* Drittens in die Gewohnheit, Ihren Körper zu hören bekommen. Essen, nur wenn Ihr Körper sagt Ihnen, dass es Hunger hat, und auch versuchen zu verstehen, die Art der Nahrung, die Anforderungen Ihres Körpers sättigt. Zu einem bestimmten Zeitpunkt würde ein Snack zum Beispiel anstatt für eine volle Mahlzeit wirst du es tun.

* Viertens, überspringen Sie nie Frühstück und vermeiden Sie Essen in der Nacht zu.

Frühstück markiert den Beginn des Tages, daher müssen Sie Ihren Körper mit der Nahrung liefern. Auf der anderen Seite, in der Nacht hat der Körper zur Ruhe, so dass der Körper braucht sehr wenig Versorgung genügt.

(4) Obst und Gemüse:

Früchte und vegs sind ein integraler Bestandteil jeder Diät-Plan, vor allem, wenn es eine gesunde Diät-Plan ist. Der Grund warum diese beiden empfohlen werden in gesunde Ernährung aufgenommen werden ist, weil sie mit einer Vielzahl von Nährstoffen und das auch mit der minimale Kalorien möglich kommen.

5. gesunde Kohlenhydrate:

Gesunde Ernährung macht Sie hohe Energie länger zu bleiben. Die Lebensmittel, die Sie nutzen können, um dieses Ziel zu erfüllen sind diejenigen, die gesunde Kohlenhydrate und

Ballaststoffe tragen. In diesem Zusammenhang können Sie entweder Vollkornprodukte essen oder können Sie am besten gesund Energy-Drinks und Ergänzungen von Zeit zu Zeit um sicherzustellen, dass Energie immer hoch ist.

Menschen folgen viele Diäten im Bemühen um Gewicht zu verlieren. Die meisten dieser Diäten sind wirkungslos oder das Gewicht verloren ist wieder ein paar Tage nachdem Sie Diäten aufhören gewonnen. Gewicht zu verlieren, indem Sie steuern Ihre Nahrung ist sehr schwierig, es sei denn, Sie Ihre Essgewohnheiten so anpassen. Sauber Essen ist keine Diät. Es ist eine Änderung in der Weise, die Sie essen. Es ist eine Änderung des Lebensstils und das ist, was es von anderen Diäten unterscheidet.

Sauber Essen ist ein Konzept, in dem Sie glauben, dass natürliche Lebensmittel von höchster Qualität, da diese Zusätze nicht verfügen. Daher versuchen Sie Lebensmittel enthalten, die in ihrem unnatürlichsten Zustand. Sie verbrauchen Lebensmittel sind unraffiniert und unbearbeitet, so dass sie so nah wie möglich an ihrer natürlichen Form sind. Zur gleichen Zeit stellen Sie auch gesunde Fette wie ungesättigte Fettsäuren anstelle von den ungesunden gesättigten Fettsäuren. Sie brechen Ihre Mahlzeiten in 5-6 kleine Mahlzeiten, die über den Tag verteilt sind. Sie sollten die Teile, die Sie haben etwas dagegen. Mittagessen-Portionen 5 - 6 Mal am Tag Essen ist definitiv zu Gewichtszunahme führen. Dies hilft bei der Aufrechterhaltung des Blutzuckerspiegels. Ständige Veränderungen in der Blutzuckerspiegel auch zur Gewichtszunahme, am Ende.

Wie wirken Zusatzstoffe Ihr Körper aus? Die Additive reichern sich im Körper über einen Zeitraum. Die Wirkung dieser Zusatzstoffe ist auf mikroskopischer Zellebene. Aber diese summieren sich über einen Zeitraum und ihre Wirkung manifestiert sich in Form von verschiedenen Beschwerden wie Kopfschmerzen und Müdigkeit. Bluthochdruck und Diabetes sind Beschwerden, die schwerer und länger dauert, ausgestellt zu werden.

Es gibt viele Vorteile von sauber Essen, die einige davon sind unten aufgelistet:

1. sauber Essen beinhaltet eine ausgewogene Ernährung, und zur gleichen Zeit, Sie beseitigen Mast Substanzen, die weniger Körperfett führt. Sie nicht manchmal Schwein und hungrig auf andere. Dies führt zu einem stabilisierten Rhythmus. Ein stabilisierter Rhythmus sorgt dafür, dass Ihr Gewicht konstant bleibt. Sie weder gewinnen noch verlieren Gewicht.

(2) Diabetes, Arteriosklerose etc. sind Lebensstil bedingte Krankheiten, die durch ungesunde Ernährung verursacht werden. Alle diese entfallen beim Starten sauber Essen, weil Sie die Quellen dieser Krankheiten eliminiert werden. Darüber hinaus beginnt Ihr Immunsystem funktionieren effektiver zu verringerten Krankheiten führt.

(3) Wenn Sie versuchen, mehr unverarbeitete Lebensmittel essen, sinkt die schädliche Zusatzstoffe in Ihr System. Folglich erhöht Ihre allgemeine Gesundheit.

(4) die Lebensmittel, die Sie essen werden werden weniger teuer, wenn im Vergleich zu verarbeiteten Lebensmitteln. Bei verarbeiteten Lebensmitteln ist auch die Kosten für die Verarbeitung in den Kosten enthalten. Dies wird vermieden.

Sauber Essen, im Gegensatz zu Diäten, kann als Lebensstil angepasst werden. Es muss keine schädlichen Nebenwirkungen. Es gibt alles, was die Diäten aber nicht versprechen. Darüber hinaus rechnet sich zur gleichen Zeit es auch. Durch eine ausgewogene Ernährung, die folgt dem Prinzip der sauber Essen, Gewicht zu verlieren und fit bleiben ist extrem einfach. Wie kann essen sauber Ihre Gesundheit verbessern

Sauber Essen ist eine langfristige Verpflichtung zu einem gesunden Lebensstil. Nicht nur kann es Ihnen helfen Gewicht zu verlieren, aber auch steigern Sie Ihre Energie und senken das Risiko von Krankheit. Menschen, die eine gesunde, ausgewogene Ernährung sind weniger wahrscheinlich, Diabetes, Herzerkrankungen, hoher Cholesterinspiegel, Krebs, Multiple Sklerose, Osteoporose, Depressionen und andere Krankheiten zu entwickeln.

Wenn Sie sauber Essen, werden Sie besser aussehen. Frisches Obst und Gemüse, mageres Fleisch und Vollkornprodukte werden Ihren Energiehaushalt auszugleichen und stärken Ihr Immunsystem. Außerdem fördern nachts besseren schlafen und halten Sie Ihr Gehirn funktionieren bei Top Leistung. Eine natürliche Ernährung hilft Ihnen Ihr Gewicht unter Kontrolle mit minimalem Aufwand zu halten. Es ist nie zu spät zu essen sauber.

Kapitel 5: Gewichtsverlust-Programm

Sind Sie der Typ Mensch, der glaubt, dass Energiesparen weitaus wichtiger ist als für unnötigen Aufwand zu verschwenden? Würden Sie lieber 30 Minuten mit dem Auto um einen Parkplatz in der Hoffnung, ein Parkplatz direkt neben der Shopping Mall Tür, als wenn man zusätzliche 50 Yards zu gehen wird? Scheint die Aussicht, zu Fuß über eine Treppe eine gewaltige Aufgabe? Fühlen Sie sich müde aller Zeiten, die lieber im Bett vor die große Leinwand liegen den ganzen Tag im Freien statt? Gut, wenn die Antworten auf diese Fragen ja, sind dann natürlich du nicht annähernd genug Übung bekommst.

Du bist nicht allein, es gibt viele Menschen, die das gleiche fühlen. Der Grund dafür ist, dass wir tagsüber so beschäftigt sind, dass wir kaum einen Gedanken an die Ausübung unseres Körpers geben. Für viele Menschen ist es nicht, dass wir faul sind, es ist nur, dass wir so nach einem anstrengenden Tag bei der Arbeit mit Termindruck entwässert werden. Allerdings ist eine Frage, die wir uns stellen müssen. fehlt uns Energie, nur weil wir sind überlastet, oder unser Mangel an Energie eine direkte Folge der wenig oder gar keine Übung ist? Wie wichtig ist eine Übung in den größeren Plan der Dinge?

Alle Ärzte werden uns sagen, dass Übung sehr wichtig ist, um einen gesunden Lebensstil, und viele von uns zustimmen würden, dass wir tun, irgendeine Art von Übung, um unseren Körper gesund zu halten müssen. Leider können wir leicht durch die vielen Arten von Trainingsprogrammen, verwechselt werden training Regimente und verschiedenen Übung-Gurus, die Förderung ihrer eigenen Philosophien. Menschen bekommen in allen diese Wahl so gefangen, dass wir nicht wissen, die den richtigen Pfad zu wählen ist. Wer hat nun Recht? Wäre es besser, für zwei Stunden pro Tag, ins Fitnessstudio zu gehen oder kauft Fitnessgeräte für zu Hause Weg zu gehen? Mit den verschiedenen Übung funktionieren Maschinen, für die geworben, welche davon tatsächlich, und die liefern die besten Ergebnisse?

Bevor noch die Beantwortung dieser Fragen, wissen wir eigentlich, warum brauchen wir Bewegung? Was ist der beste Weg zu trainieren? Ist Herz-Kreislauf-Training besser als Krafttraining oder gibt es andere Möglichkeiten zu trainieren, dass wir nicht einmal bewusst sind? Für viele von uns sind die wichtigsten Fragen, wie viel Übung brauchen wir auf einer täglichen Basis zu erhalten und wie unser Körper reagiert auf diese Anstrengung?

Dies sind alle wichtigen Fragen, weil sie uns auf unterschiedliche Weise, je nach Umständen beeinflussen. Vor dem Einschiffen auf einer Expedition, die perfekte Übung Buch zu finden, tun ein wenig Forschung in den Autor. Dies muss erfolgen, um zu überprüfen, ob er oder sie tatsächlich qualifiziert, um zu dem Thema zu äußern. Es wäre besser, wenn der Autor aus einem medizinischen oder wissenschaftlichen Hintergrund kam, als sie die beste Kenntnisse der menschlichen Physiologie hätten und wäre daher in der Lage, Ihnen die beste Beratung auf einer Routine-Übung.

Wenn wir älter werden wir finden, unsere Körper sind nicht in der Lage, all die Dinge tun sie einmal in der Lage waren. Aktivitäten, die wir früher für gewährt lassen jetzt Erinnerungen an unsere Zeit. Weil unsere Körper durchlaufen ist wenn wir älter werden es eine Reihe von Veränderungen notwendig, dass wir, wie wichtig regelmäßige körperliche Aktivität und Sport verstehen.

Personen, die ein regelmäßiges Programm der Übung konsequent bleiben auch profitieren von weniger Stress sowie verringern die Verletzungsgefahr. Diese weniger Stress können helfen, Ihr Immunsystem stark und verhindern, dass lästige und gefährliche Krankheiten und Infektionen.

Regelmäßige körperliche Aktivität und Sport müssen nicht übermäßig Routine oder langweilig zu werden. Hier finden Sie Dinge, die Sie gerne tun, die keine auf "Übung" Lust, helfen Sie aktiv und gesund zu halten. Beispielsweise wenn Sie Golfen gehen, zu Fuß den Kurs statt einen Wagen. Statt vor dem

Fernseher alle Nacht, spielen Sie eine Partie Basketball im örtlichen Fitnessstudio oder mit Ihren Kindern in der Einfahrt. Sie profitieren von gutem Wetter mithilfe Wochenende Wandern gehen oder, wenn es Ihre Position erlaubt, Schneeschuhwandern in den Bergen. Die Trick, um ein gesundes Leben ist es, kleine Änderungen an Ihrer täglichen Lebensgewohnheiten vornehmen und Aktivitäten zu finden, die Sie genießen, sondern können auch helfen, Sie in Form zu halten.

Regelmäßige körperliche Aktivität und Sport werden Ihre Lebensqualität zu erhöhen, indem man Sie in ein gesundes Gewicht, Verbesserung der Funktionen des Immunsystems und ermöglicht es Ihnen, nach Krankheit oder Verletzung mit einer viel schnelleren Rate zurückschlagen. Es hält auch Ihre Muskeln und Sehnen Protze, helfen, Verletzungen zu vermeiden.

Der erste Schritt um in den Genuss der Bewegung und regelmäßige körperliche Aktivität, einschließlich erhöhte Energie, verbesserte Libido, verbesserten Stoffwechsel, reduziert Stress, verbesserte Optik und eine längere Lebensdauer ist damit beginnen, kleine Veränderungen in Ihren Gewohnheiten. Beenden Sie Veränderungen hinauszuschieben oder unrealistische Ziele zu machen und beginnen Sie mit einer unmittelbaren und "Mini" Ziel. Machen Sie einen Spaziergang nach dem Abendessen mit Ihrem Ehepartner oder TV-Zeit mit einem Spiel im freien Handel. Diese kleinen, inkrementellen Änderungen können helfen, Sie zu einem erfüllten und aktiven Lebensstil führen.

Kapitel 6: Sauber Essen Programme

Nun, da Sie auf was sauber das Essen ist informiert worden, ist das nächste, was Sie wissen wollen, wie genau man sauber Essen in seinen Lebensstil beinhaltet. Lesen Sie weiter und erfahren Sie mehr.

Das Konzept ist ziemlich einfach, aber es ist immer noch besser, Ihre Forschung zu tun bevor Sie sofort ab Tag eins von Ihnen sauber Essen Lebensstil. Wenn Sie möchten genießen Ihre Brokkoli mit Butter, Käse, Paniermehl, und dann haben sie für ein paar Minuten auf dem Ofen gebacken. Dies ist an sich nicht sauber wegen der zusätzlichen Butter und Käse (beide verarbeitet Milchprodukte) Essen. Mit sauber Essen, alles, was du tun musst ist, werfen Sie es um in ein wenig Olivenöl, etwas frischen Zitronensaft hinzufügen und werfen in einer Prise frischer Parmesan-Käse. Das Ergebnis ist eine gesündere, Schuld-frei Snack.

Es gibt tatsächlich ein paar Methoden, die Sie folgen können, wenn Sie anfangen zu essen reinigen möchten.

Methode 1

Wenn es darum geht, Essen sauber, ist eines der wichtigsten Ziele, die Sie haben sollten, Ihren Körper von Chemikalien und anderen Schadstoffen zu befreien. Im Vordergrund liegt weniger an Gewicht zu verlieren und ist mehr auf den Körper gesund zu halten.

Methode 2

Die zweite Methode ist die am häufigsten praktizierte Methode, die aus den folgenden Schritten besteht.

Pflanzen in Ihre Ernährung aufnehmen

Es gibt ein Sprichwort, das besagt, dass wenn es eine Pflanze oder ein Baum kommt, die gesündere Alternative es für das Essen ist. Pflanzen sind weniger wahrscheinlich, durch den Menschen verändert werden, weshalb sie auch bekommen, um ihre Nährstoffe zu halten, auch nach der Ernte.

Wenn Sie Fleisch in Ihrer Ernährung, stellen Sie sicher, dass Sie Ihr Fleisch ganz und gerade von Ihrem lokalen Metzger. Vermeiden Sie so weit wie möglich, Fleischerzeugnisse, die vorher verpackt sind, als Sie nicht, welche Zutaten wissen würden: sind im Preis inbegriffen. Wenn möglich, mahlen das Fleisch selbst um sicherzustellen, dass keine Konservierungsstoffe zugesetzt wurden.

Körner sind

Beim Reis essen, stellen Sie sicher, gesündere Alternativen wie Vollkornbrot, Naturreis und andere Vollkornprodukte wählen.

Machen Sie eine Gewohnheit Lesung Etiketten

Manchmal wird ein Laib des Brotes geltend gemacht werden, "Vollkorn". Aber beim Blick auf die Zutaten: Liste, dass bestimmte Brot mit Weißmehl, die eine bereits bearbeiteten Version von Vollkornmehl hergestellt wird.

Essen Lebensmittel, die weniger Zutaten haben: verwendet für ihre Vorbereitung

Menschen, die ernsthaft sauber Essen geht es nicht nur mit welchen Zutaten: dienen mit ihrer Nahrung. Sie versuchen auch, Lebensmittel zu vermeiden, die Tonnen von Zutaten zubereitet ist:.

5-6 kleine Mahlzeiten täglich essen

Es mag eine schlechte Idee, wenn Sie tatsächlich versuchen, Ihre Nahrungsaufnahme zu begrenzen.

Allerdings reden wir hier kleine Portionen. 5-6 kleine Mahlzeiten zu Essen wird nicht nur Ihren Magen zufrieden stellen; Es hilft auch verhindern, dass diese Qualen des Hungers verführen zu frönen, größere Mahlzeiten die für ungesunde Lebensmittel bestehen könnte.

Bei der Vorbereitung beachten Ihrer Mahlzeiten für den Tag, Sie, dass es ist ratsam, eiweißreichen Lebensmitteln mit denen, die Quellen von Kohlenhydraten zu kombinieren. Dies wird dazu dienen, tanken Ihren Körper und daher zukünftige Hunger Pangs zu beseitigen.

Raffinierter Zucker ausschließen

Zu viel Zucker in der Nahrung bedeutet nichts anderes als Kalorien. Wenn Sie sich vorstellen können ist nicht etwas, das süß, aber es soll Essen, verwenden Sie Süßstoffe als Alternative.

Kapitel 7: Einkaufen sauber

Alle von uns glauben, dass hausgemachte Lebensmittel gesünder als diejenigen von Restaurants sind. Dies ist in der Tat wahr, und warum "Hausmannskost" höhere zählt. Ein gewissenhafter Planer in jedem Haus versucht Essen Planung als eine Gewohnheit für das Leben zu machen. Dafür sollten sie genügend Ideen über gesunde Ernährung und das richtige Verhältnis zu haben. In Anbetracht dieser bedeutenden Faktor hat die Health And Human Services-Abteilung von US-Teller als Symbol ersetzen die herkömmlichen Lebensmittel-Pyramide eingeführt.

Dies zeigt deutlich, dass Ihre gesunde Mahlzeit eine Kombination aus Obst, Gemüse, Getreide, Proteine und Milchprodukte ist. Sie können wählen zwischen der Art von Obst, Gemüse, Getreide, Proteine in jeglicher Form und fettarme Milchprodukte. Eine organisierte Verpflegung macht Ihnen das Leben gesund. Es ist gut, mit einer wöchentlichen Speiseplan als bei einem monatlichen gehen. Und zwar deshalb, weil Ihr Geist frisch mit der Mahlzeit

Ideen sein wird, die Sie für die vergangene Woche hatten. Eine gesündere Speisen erhalten Sie unter Berücksichtigung der folgenden Faktoren:

1. denken Sie an die Planung einer ausgewogenen Ernährung: die erste und wichtigste Weg einen gesünderen Speiseplan zu erreichen ist eine ausgewogene Ernährung zu planen, die mit nahrhaften Lebensmittel angereichert ist. Es sollte alles enthalten, die Ihr Körper für störungsfreie Funktionieren braucht. Ihre Mahlzeit sollte eine Kombination von Lebensmitteln, die reich an Vitaminen, gesundes Fett, Proteine, Kalzium, Eisen, Magnesium, Zink, Ballaststoffe, Antioxidantien und vieles mehr. Denken Sie daran, Ihre Mahlzeit sollte enthalten, Getreide, Eiweiß, Gemüse, Obst und Milchprodukte im richtigen Verhältnis zu nennen Sie es wie eine ausgewogene Ernährung und der Kalorienbedarf einer Person zu einem Zeitpunkt zu erfüllen.

2. vergessen Sie nicht, Ihre Familie Lieblingsessen zählen: Ihre Mahlzeiten sollte nicht nur Obst und Gemüse mit einer Meldung, dass sie gesund sind. Sie sollten auch bei der Analyse der Lieblingsessen Elemente Ihrer Familienmitglieder bewusst sein. Und zwar deshalb, weil der volle Nährstoff jedes Lebensmittels erworben wird, nur wenn wir lieben und gerne essen. Es gibt sogar eine bessere Idee, um Ihre kleinen ihre Lieblings wenigstens Lebensmittel zu essen, mit dem Versprechen, ihre gewünschte Snack oder Dessert zu machen.

(3) Plan für gesundes Frühstück und kleinere Mahlzeiten über den Tag: Frühstück ist die wichtigste Aspekt konzentrieren müsst. Eine gesunde und reichhaltigen Frühstück gibt gute Festigkeit und einen guten Start in den Tag. Lassen Sie Ihr Frühstück werden Energie-verpackte, zum Beispiel, dass es eine Mischung aus Vollkorn-Bagel mit Räucherlachs, frischem Orangensaft und Salat sein kann. Anstatt drei

volle Mahlzeiten, haben Sie es als ein nahrhaftes Frühstück mit drei oder vier kleinere Mahlzeiten zwischendurch steigern Sie Ihre Ausdauer und erleichtern Sie um Energie zu tanken immer mithalten.

4. lassen Sie Multi hued Obst und helle Gemüse einen Teil Ihrer Mahlzeiten bleiben: dafür sorgen, dass Ihr Speiseplan auf jeden Fall hell farbigen Gemüse und Obst hat. Dies liegt daran, bunten Obst und Gemüse wie Brokkoli, Mais, Salat, Karotten, Rüben, squash, Beeren, Mangos, Orangen, Äpfel etc. sind natürlich angereichert mit Eisen, Zink, Kalzium, Ballaststoffe, Antioxidantien, Kalium, Vitamine und vieles mehr. Diese Nährstoffe haben die Macht der Kampf gegen zahlreiche Krankheiten und Ihre Einnahme von Medikamenten zu verringern.

5. lassen Sie Ihren Speiseplan eine Kombination von einfachen und komplexen Lebensmitteln: bei der Planung Ihrer Mahlzeiten, bereiten Sie es so, dass ein Tag mit einfachen als auch komplexen Lebensmitteln

ausgewogen ist. Dies machen Sie sich wohl fühlen, da gibt es keine Notwendigkeit für Sie in der Küche schon seit längerem für alle drei Mahlzeiten des Tages zu kämpfen. Wenn Ihr Frühstück einfach wie ein Ei-Sandwich mit Vollkorn-Bagels ist, machen Spinat und frischen Saft dann eine raffinierte Abendessen wie Reisnudeln mit Knoblauch-Garnelen und Mais Suppe.

6. lassen Sie Ihren Speiseplan auf saisonales Obst und Gemüse konzentrieren: den saisonalen Produkten in Ihrem Essen Planer enthalten, da es nicht nur Ihre Ernährung unterstützt aber auch Ihr Budget-freundlichen einkaufen. Diese saisonale Früchte und Gemüse sind gemischt mit der Natur und stehen nur in der Saison. Durch den Verzehr dieser können Sie Ihre Kraft und Ausdauer auf natürliche Weise erweitern.

Dies sind die intelligente Wege zu einen gesünderen Speiseplan zu erreichen und dies ist der richtige Zeitpunkt zu starten. Fröhliche Planung

Kapitel 8: Ketogene Menü- und Speisepläne

Tag 1:

Frühstück Rezepte

Buchweizen und Quinoa Müsli

Zutaten

- 3 EL Honig

- 3 EL flüssige Kokosöl

- 1 TL Vanille-Extrakt

- ¼ TL gemahlener Zimt

- ¼ TL gemahlener Ingwer

- 1 Tasse Buchweizen Hafer

- 1 Tasse gekochte quinoa

- ½ Tasse altmodischen Hafer

- ½ Tasse ungesüßten Preiselbeeren (getrocknet)

Vorbereitungen

1. Ofen mit einem 325° Fahrenheit Temp vorbereiten.

2. bereiten Sie ein Backblech mit leichtem Fett oder Ihre Backen Matte Silizium bereit.

3. Mischen Sie Ihren Honig, Kokosöl, Vanille-Extrakt, Zimt und gemahlen Sie Ingwer, in einer kleinen Schüssel.

4. zunächst beiseite stellen.

5. dann, mischen Sie, Buchweizen, Quinoa und Hafer in eine große Schüssel geben.

6. in Ihrem Honig-Mischung mischen Sie gründlich.

7. in vorbereitete Form füllen verbreiten Sie die Mischung gleichmäßig auf sowie gleichmäßig gebacken werden.

(8) backen, die es in Ihrem Ofen auf 325 ° F vorgewärmt.

9. wenn die Körner zu bräunen beginnen, dauert in der Regel 40 bis 45 Minuten, entfernen und Preiselbeeren unterrühren.

10. Stellen Sie sicher, es vollständig abkühlen, bevor Sie in luftdichte Lagerung platzieren.

Rezepte für Mittagessen

Gekochtes Huhn mit Reis

Zutaten:

-½ Pfund Reis

-Geeignet zum Kochen von Geflügel

-Salz und Pfeffer

-1 Ei

-Butter

-Geriebener Käse

Zubereitung:

1. Schneiden Sie das Huhn und Kochen Sie, bis es zart ist.

2. Waschen Sie den Reis und lassen es kommen zum Kochen und kochen ein paar Minuten in Salzwasser blanchieren.

3. Beenden von gekochtem Geflügel in der Brühe kochen.

4. Kochen sie nicht zu lang oder es werden matschig.

5. die Brühe ein wenig zu einem Zeitpunkt sicher sein, dass der Reis nicht zu nass ist, wenn es fertig ist.

(6) mit Käse und Butter würzen Sie und das Eigelb um es zu binden, so wie sie vom Feuer genommen wird.

(7) dienen Sie als einen Rahmen um das Geflügel.

Abendessen Rezepte

Farfalle mit Pilzen und Erbsen

Dies ist eine einfache und köstliche Weeknight Pasta. Servieren Sie dieses Gericht mit Vollkorn Brötchen und zusätzliche Erbsen auf der Seite.

Zutaten:

1 Packung (16 Unzen) Farfalle oder andere Nudeln

2 EL Olivenöl

1 Teelöffel gehackter Knoblauch (ca. 2 Gewürznelken)

2 Pfund sortiert in Scheiben geschnittenen Champignons (z. B. Shiitakes, Schaltflächen oder wegen)

1 TL frischer oder getrockneter Thymian

½ Tasse Hühner- oder Gemüsebrühe ½ Tasse gefrorene Erbsen

½ Teelöffel Salz koscher oder ¼ Teelöffel Kochsalz

½ Tasse geriebener Parmesan, plus zusätzliche zum servieren

Zubereitung:

Erhitzen Sie das Wasser zum Kochen Sie der Nudeln nach dem Paket Richtungen:.

Unterdessen in einer großen Pfanne erhitzen Sie das Öl bei mittlerer Hitze. Fügen Sie Knoblauch, Pilze und Thymian und Sautieren Sie für 1 Minute. Die Brühe und die Mischung bei geringer bis mittlerer Hitze unter gelegentlichem Rühren köcheln.

Wenn Sie die Nudeln in das kochende Wasser hinzufügen. Fügen Sie die grünen Erbsen hinzu

und Salzen Sie, Champignon-Mischung.
Kochen Sie die Nudeln al dente.

Wenn die Nudeln gekocht, kurz abtropfen lassen Sie, sodass einige Klammern sich an die Nudeln Wasser, und senden Sie es an den warmen Topf bei schwacher Hitze. Champignon-Erbsen-Mischung und den Parmesan-Käse und rühren Sie alles zusammen, bis es durch erhitzt wird.

Servieren Sie die Farfalle sofort, mit zusätzlichen Parmesan garniert.

Abholung Geschwindigkeit
Bereitstellungszeiten für die Rezepte sind Schätzungen, basierend auf meiner Erfahrung machen die Gerichte. Wenn Sie Hausaufgaben, Überwachung, bücken zu schöpfen, Blöcke, ans Telefon, oder einfach nur Ihre Zeit (anstatt Scrambling!), sie können Sie ein wenig länger dauern. Mir ist aufgefallen, dass die Rezepte in der Regel die erste länger Zeit, also wenn eine Rezept ein Familie Favorit wird, kann es schneller gehen.

2. Tag:

Frühstück Rezepte

Alle Eiern "Aurora

Zutaten:

1 Esslöffel Butter oder Pflanzenöl

1 Tasse Milch

1 EL Mehl

3 Eiern

Salz und Pfeffer

Zubereitung:

Kochen Sie hart die Eiern.

Machen Sie eine weiße Sauce aus Mehl, Milch und Butter. Achten Sie darauf, um es gründlich zu kochen.

Fügen Sie die weißen Eier sehr fein gewürfelt.

Gießen Sie auf einem Teller und Abdeckung mit dem Eigelb durch ein Sieb oder Kartoffel Kartoffelpresse gezwungen.

Rezepte für Mittagessen

Garnelen, Kartoffeln und Maissuppe

1 Zwiebel, gehackt

1 Paprika, gehackt

2 Karotten, klein gehackt

2 Kartoffeln, gehackt

2 16-oz-Taschen von gefrorenen Mais

4 Tassen Hühnerbrühe

1-Pfund-Garnelen, gereinigt und geschält

½ Tasse Sahne

1 Tasse Wasser

2 EL getrocknete Petersilie

1 Lorbeerblatt, Salz und Pfeffer Wasser und Huhn Brühe.

Zubereitung:

Rühren Sie, um zu kombinieren. Decken Sie den Topftopf und Kochen auf Low für 6 Stunden.

Mit einem Stabmixer, pürieren Sie, für 3-4 Minuten, klobige zu verlassen.

Die Garnelen und kochen für weitere 10 Minuten unterrühren.

Wenn Garnelen gekocht sind, einrühren, Sahne und Salz und Pfeffer abschmecken.

Bestreuen Sie mit Petersilie und servieren.

Abendessen Rezepte

Ramen-Nudeln und Rindfleisch

Zutaten:

1 Pfund Hackfleisch

Ein Paket-Pilz Aroma-Ramen-Nudeln

Zwei Pakete Huhn Geschmack Ramen-Nudeln

2 Tassen gefrorene gemischte Gemüse

1/4 Teelöffel Knoblauchpulver

1/4 TL getrockneter Thymian

2 Tassen Wasser

Anweisungen

1. Fügen Sie alle drei Pakete Nudeln in eine große Schüssel geben, die Gewürze-Pakete zu entfernen und beiseite stellen.

2. die Nudeln in ein-Zoll-Stücke zu brechen.

3. Fügen Sie das Fleisch in eine Pfanne geben und durch Kochen Sie, bis das Fleisch nicht mehr rosa ist, überschüssiges Fett abtropfen.

4. Fügen Sie das Fleisch zurück in die Pfanne geben und die Saison mit dem Pilz Ramen Gewürz-Päckchen, Sate für 2 bis 3 Minuten. Nehmen Sie Mittelwert aus der Pfanne auf eine weitere ap Handtuch.

5. Fügen Sie Wasser in die Pfanne und Hitze zum Kochen bringen.

6. Fügen Sie alle die Nudeln und das tiefgefrorene Gemüse, Thymian, Knoblauchpulver und den restlichen Hähnchen Gewürz-Pakete.

(7) zum Kochen bringen Sie, dann reduzieren Sie die köcheln lassen.

8. bedecken Sie die Pfanne und köcheln Sie lassen bis die Nudeln weich sind.

9. das Fleisch wieder in die Nudeln hinzufügen und mischen.

10 servieren Sie mit Brot.

3. Tag:
Frühstück Rezepte

Mayonnaise, Ei und Speck Kartoffel

Zutaten:

750 Gramm Kartoffeln (1 ½ Pfund)

250 g Mayonnaise (1 Tasse)

1-2 Schalotten oder 1 mittelgroße Zwiebel

6 Eiern

5 Speckscheiben Speck, gehackt

Eine kleine Handvoll gehackte Petersilie

Essig

Zucker

Salz und Pfeffer

Zubereitung:

Bringen Sie einen kleinen Topf mit Wasser bis
zum Siedepunkt, setzen Sie den Eiern in
und kochen für 10 Minuten. Nehmen Sie

die Eier sofort und in Schüssel mit eiskaltem Wasser legen.

Wenn es kalt ist, nehmen Sie die Schalen und Würfel die Eiern. Würfeln Sie fein, die Zwiebel.

Die Kartoffeln kochen: Kartoffeln in einen Topf legen und mit Wasser bedecken. Deckel aufsetzen und bei Hitze zu platzieren.

Zum Kochen bringen Sie, reduzieren Sie Hitze und Kochen Sie bis sie weich sind.

Abgießen Sie die Kartoffeln, und lassen sie aus etwa 10 bis 15 Minuten oder bis Sie Cool genug, um Dampf.

Speck: Legen Sie ein wenig Öl in einer Pfanne auf mittlerer Flamme erhitzen.

Braten Sie den gehackten Speck.

Montieren Sie den Salat: Schneiden Sie die Kartoffeln in Würfel von ca. 1 cm (1/2 Zoll).

Verrühren Sie Mayo, Essig, Zwiebeln und Zucker. Die Kartoffeln, Eiern, Speck und fast alle die gehackte Petersilie unterrühren.

Mit ein wenig Salz und Pfeffer würzen.

Mischen, und der restliche Petersilie bestreuen. Platzieren Sie Salat im Kühlschrank für ein paar Stunden.

Rezepte für Mittagessen

Herzhafte Hühner- und Gemüsesuppe

Sie werden feststellen, diese Suppe gekocht, ganzen Tag, aber es dauert nur 30 Minuten zur Vorbereitung. Kühlen Sie Reste im Kühlschrank für bis zu drei Tagen oder im Gefrierschrank bis zu einem Monat, so dass Sie immer einige einerseits für eine schnelle Mahlzeit.

Zutaten:

• 1 Teelöffel Olivenöl extra vergine

• 1 mittelgroße gelbe Zwiebel, gewürfelt

• 1 große Karotte, geschält und gewürfelt

• 1 Stange Sellerie, geschält und gewürfelt

- 2 (6-Unzen) ohne Knochen, ohne Haut Hähnchenbrust, in 1-Inch Stücke geschnitten

- 1 mittelgroße Zucchini, gewürfelt

- 2 gelbe squash, gewürfelt

- 1/2 Tasse gehackte frische Petersilie, plus Extra zum garnieren

- 1 TL gehackter frischer oregano

- 1 TL gehackter frischer Basilikum

- 1/2 TL Salz

- 1/4 Teelöffel frisch gemahlener schwarzer Pfeffer

- 2 Tassen Hühnerbrühe

Zubereitung:

Erhitzen Sie in einer großen, schweren Pfanne das Olivenöl bei mittlerer bis hoher Hitze. Fügen Sie Zwiebel, Karotte und Sellerie und anbraten, unter häufigem Rühren 5 Minuten hinzu. Fügen Sie das Huhn und für weitere 10 Minuten unter häufigem Rühren anbraten weiter.

Fügen Sie die Zucchini und Kürbis, dann Petersilie, Oregano, Basilikum, Salz und Pfeffer.

Für 5 Minuten anbraten reduzieren Sie die Hitze auf Medium und in der Brühe gießen. Abdecken und für weitere 10 Minuten kochen.

Zum servieren, Schöpfkelle in Schalen und mit zusätzlichen Petersilie garnieren.

2 dient.

Abendessen Rezepte

Rindfleisch und Bohnen Chili Portionen: 4

Zutaten:

1 (15,5-Unze) Dose schwarze Bohnen, abgespült und abgetropft

1 (15,5-Unze) können rote Kidney-Bohnen, abgespült und abgetropft

2 (14,5 Unzen) Dosen gewürfelte Tomaten

1 (12-Unzen) Flaschenbier

1 Pfund Rindfleisch ohne Knochen Chuck, gehackt

1 große gelbe Zwiebel, gewürfelt

1 Teelöffel gehackter Knoblauch

2 EL Tomatenmark

2 Esslöffel Chilipulver

Prise Cayennepfeffer

Zubereitung:

1. Zutaten: in einem langsamen Kocher.

2. Rühren Sie bis alles gut vermischt und dann decken Sie den slow Cooker zu.

(3) bei schwacher Hitze kochen Sie für 7 bis 8 Stunden oder bei starker Hitze für 4 bis 5 Stunden, bis das Fleisch durchgegart ist.

4. servieren Sie das Chili heiß gewürfelte rote Zwiebel und geriebenem Käse garniert.

4. Tag:
Frühstück Rezepte

Kleie-Muffins

Zutaten:

6 Tassen Müsli, alle Kleie

2 Tassen kochendes Wasser

4 große Eiern, geschlagen

3 Tassen Milch, 2 %

1 Tasse Olivenöl

4 Tassen Mehl, Vollkorn

1 Tasse Sojamehl, gerührt

3 TL Backpulver

5 Teelöffel Backpulver

1 ½ Tassen Zucker

1 Teelöffel Salz

1. Backofen Sie auf 400 Grad F.

2. in einer großen Schüssel fügen Sie kochendes Wasser hinzu, Getreide.

(3) für ein paar Minuten stehen lassen.

4 Eiern, Milch und Öl hinzufügen. Gut verrühren und beiseite stellen.

(5) in einer anderen Schüssel mischen Sie Mehl, Backpulver, Natron, Zucker und Salz.

6. vermischen Sie die beiden Schalen. Verrühren Sie den Teig gut.

Rezepte für Mittagessen

Fettuccine mit Tomaten und Pesto

Dieses Gericht ist voller Reife Tomaten und frischem Basilikum, die Essenz des Sommers. Halten die schwereren Tomatensaucen für den Winter und machen es zu Ihrem sommerlichen gehen zum Abendessen. Wenn Sie das Pesto im Voraus machen, ist es eine schnelle und leckere Möglichkeit zu eine entspannte Abendessen nach einem anstrengenden Tag haben.

Zutaten:

- 1 Pfund Vollkorn-Bandnudeln

- 4 Roma Tomaten, gewürfelt

- 2 Teelöffel Tomatenmark

- 1 Tasse Gemüsebrühe

- 2 Knoblauchzehen, fein gehackt

- 1 EL gehackter frischer oregano

- 1/2 TL Salz

- 1 verpackt Tasse frische Basilikumblätter

- 1/4 Tasse Olivenöl extra vergine

- 1/4 Tasse geriebener Parmesan

- 1/4 Tasse Pinienkerne

Bringen Sie einen großen Topf Wasser bei starker Hitze zum Kochen und Kochen Sie die Bandnudeln nach der Packungsanweisung, bis Sie al Dente (noch etwas fester). Abgießen aber nicht abspülen.

Unterdessen in einer großen, schweren Pfanne, kombinieren Sie die Tomaten, Tomatenmark, Brühe, Knoblauch, Oregano und Salz und umrühren Sie gut. 10 Minuten bei mittlerer Hitze garen.

Kombinieren Sie in einem Mixer oder Küchenmaschine Basilikum, Olivenöl, Parmesan-Käse und Pinienkernen zu und glatt rühren.

Das Pesto in die Tomaten-Mischung einrühren. Fügen Sie die Nudeln und kochen, unter häufigem Rühren, bis die Nudeln gut beschichtet und beheizten durch ist hinzu.

Sofort servieren.

Abendessen Rezepte

Hähnchenmedaillons mit Speck umwickelt

Zutaten:

• 1 ½ Pfund ohne Knochen Hähnchenbrust

• 8 bis 10 Scheiben roher Speck

• ½ TL Paprikapulver

• ½ TL Chilipulver

• Salt und Pfeffer nach Geschmack

Zubereitung:

1. Heizen Sie Ihren Grill auf hoher Hitze dann reduzieren auf Mittel-hoch.

2. Schneiden Sie die Hähnchenbrust in zwei oder drei große Stücke.

3. würzen Sie das Huhn mit Salz und Pfeffer, dann probieren Sie Staub mit Paprika und Chilipulver.

(4) umwickeln Sie jedes Medaillon mit einer Scheibe Speck, dann befestigen Sie es mit einem Holzstäbchen.

5. setzen Sie die Spieße auf dem Grill und kochen für 3 bis 5 Minuten auf jeder Seite bis durchgegart.

5. Tag:
Frühstück Rezepte

Flauschige Pfannkuchen

Zutaten:

1 ½ Tassen Allzweckmehl

3 ½ Teelöffel Backpulver

1 großes Ei, geschlagen

1 Esslöffel Zucker

1 ¼ Tassen Milch, 2 %

3 Esslöffel Butter

3/4 Teelöffel Salz

1 TL Vanille Extrakt

1. Backofen Sie auf 350 Grad F.

2. in einer Schüssel mischen Sie Mehl, Backpulver, Ei, Zucker, Milch, Butter, Salz und Vanille zusammen.

(3) Löffel aus einer Pfanne ¼ Tasse Mischung pro Kuchen.

4. Kochen Sie 1-2 Minuten oder bis die bubble-Kanten.

(5) drehen Sie und lassen Sie ca. 1-2 Minuten kochen, mehr

6. es ist servierfertig.

Rezepte für Mittagessen

Penne mit gebratenem Gemüse

Penne hat genug Gewicht in Kombination mit klobigen Zutaten behaupten:. Gepaart mit karamellisierten gebratenem Gemüse, macht es eine Füllung, nahrhafte Mahlzeit.

Zutaten:

- 1 große Butternut-Kürbis, geschält und gewürfelt

- 1 große Zucchini, gewürfelt

- 1 große gelbe Zwiebel, gehackt

- 2 Esslöffel kaltgepresstes Olivenöl

- 1/2 TL Salz

- 1/2 Teelöffel frisch gemahlener schwarzer Pfeffer

- 1 Teelöffel Paprikapulver

- 1/2 Teelöffel Knoblauchpulver

- 1 Pfund Vollkorn-penne

- 1/2 Tasse trockener Weißwein oder Hühnerbrühe

- 2 EL geriebener Parmesan

Zubereitung:

Heizen Sie den Backofen auf 400° F. Ein Backblech mit Alufolie.

Werfen Sie in einer großen Schüssel das
Gemüse mit dem Olivenöl, dann auf dem
Backblech verteilen. Bestreuen Sie das
Gemüse mit Salz, Pfeffer, Paprika und
Knoblauchpulver und Backen Sie nur bis
Gabel-Ausschreibung, 25 bis 30 Minuten.

In der Zwischenzeit bringen Sie einen großen
Topf Wasser zum Kochen, bei starker Hitze
und Kochen Sie die Penne nach der
Packungsanweisung, bis Sie al Dente (noch
etwas fester). Abgießen aber nicht
abspülen.

Platz 1/2 Tasse des gebratenen Gemüse und
Wein oder Lager in einem Mixer oder
Küchenmaschine und glatt rühren.

Platzieren Sie das Püree in einer großen Pfanne
und Hitze, bei mittlerer bis hoher Hitze.
Fügen Sie die Nudeln und kochen, rühren,
bis die durch erhitzt hinzu.

Servieren Sie die Pasta und Sauce, garniert mit
gebratenem Gemüse. Mit Parmesan
bestreuen.

Abendessen Rezepte

Hähnchen mit Grillgemüse

Zutaten:

400 Gramm Hähnchenbrustfilet

1 zucchini

1 Aubergine

1 Karotte

1 Paprika

Basilikum

Salz

Pfeffer

Öl

Vorbereitung

-Überprüfen Sie die Zucchini und Auberginen, längs in Scheiben schneiden und auf einer Platte braten.

-Die Karotte schälen, auch in Scheiben
   schneiden und auf einem Teller zusammen
   mit Paprika braten.

-Schälen Sie die Paprika, entfernen Sie die
   weiße Haut und Kerne und in Streifen
   geschnitten Sie, auf diese Weise auch
   andere Gemüse schneiden.

-Legen Sie Gemüse in eine Schüssel geben, mit
   Olivenöl, Salz und Pfeffer würzen und etwa
   30 Minuten kochen lassen.

-In der Zwischenzeit Gebratene Hühnerbrust
   auf einen Teller oder in einer Pfanne.

-Lassen Sie abkühlen, dann salzen, in Streifen
   geschnitten.

-Fügen Sie Huhn, gegrilltes Gemüse, gründlich
   mischen und im Kühlschrank für
   mindestens eine halbe Stunde.

-Frische Basilikum dazugeben und Hähnchen-
   Salat mit gegrilltem Gemüse in Gerichten
   servieren.

6. Tag:
Frühstück Rezepte

Mixer-Pfannkuchen

Zutaten:

1 Tasse Weizen, Vollkorn

2 Esslöffel Zucker

1 ½ Tassen Wasser

2 Esslöffel Milchpulver

1 Esslöffel Flachs Samen, Boden

1 Schuss Salz

2 Teelöffel Backpulver

Anfahrt:

1. Backofen Sie auf 350 Grad F.

2. in einer großen Schüssel hinzufügen,
   Weizen, Zucker und 1 ¼ Tassen Wasser
   und Mischung für 1 Minute.

3. Fügen Sie Milch, Flachs Samen, ¼ Tasse Wasser und Salz. Mischung für eine weitere Minute.

4. Fügen Sie Backpulver hinzu und wieder verrühren.

5. Legen Sie auf gefettete Pfanne in Silberdollar Größe Pfannkuchen.

6. Klappen Sie wenn Bläschen zu bilden beginnen.

Rezepte für Mittagessen

Kraut-gebratenes ganzes Huhn

Für ein Wochenende Familienessen oder eine kleine
Party nichts geht über das Aroma und den Reiz
der ein knusprig, goldene gebratenes Huhn.
Gibt es nur ein oder zwei von Ihnen zu Hause,
haben Sie diese für einen Abend und genießen
Sie die Reste in Salaten, Sandwiches oder
Pasta-Gerichte.

Zutaten:

• 1 (3bis 31/2-Pfund) Braten Huhn

• 1 Esslöffel kaltgepresstes Olivenöl

• 4 Rosmarin Zweige

• 6 Thymian Zweige

• 4 frische Salbeiblätter

• 1 Lorbeerblatt

• 1 Teelöffel frisch gepresster Zitronensaft

• 1 Teelöffel Salz

• 1/2 Teelöffel frisch gemahlener schwarzer Pfeffer

Heizen Sie den Backofen auf 400° F. Statt einem
Rack in einem großen Bräter.

Reiben Sie das Öl überall auf das Huhn. Dabei
lösen Sie vorsichtig die Haut über der Brust,
eine Tasche zu bilden.

Schieben Sie die Hälfte der Rosmarin und Thymian
Zweige unter der Haut über der Brust, und
legen Sie die Blätter Salbei, Lorbeer und
restlichen Zweige in den Hohlraum.

Reiben Sie mit dem Zitronensaft beträufeln und mit
Salz und Pfeffer würzen.

Rösten Sie, bis ein Instant-lesen-Thermometer in
den Oberschenkel eingefügt 165 ° F, 50 bis 60
Minuten registriert. Aus dem Ofen nehmen und
vor dem Schnitzen 10 Minuten ruhen lassen.

Abendessen Rezepte

Kitschig Ranch Kartoffeln

Zutaten:

kleine rote Kartoffeln 2 lb

1 (8 oz) Paket Frischkäse, weich

1 (10 3/4 oz) kann Sahne-Kartoffel-Suppe

1 Umschlag Ranch Salatdressing mischen

1 c. geschreddert Cheddar-Käse

Anweisungen

1. Reinigen Sie die Kartoffeln und in Viertel schneiden

(2) mit einer großen Schüssel Suppe, Salat-Dressing und Frischkäse kombinieren dann den geriebenen Käse unterrühren.

3. Fügen Sie die Kartoffeln auf einem langsamen Kocher und Kartoffeln übergießen Sie die Frischkäse-Mischung.

4. Stellen Sie den slow Cooker auf die niedrigen Decken und kochen für 7 bis 8 Stunden, bis die Kartoffeln weich sind.

7. Tag:

Frühstück Rezepte

Weizen-Tortillas

2 Tassen Mehl

1 Teelöffel Salz

1 Teelöffel Backpulver

1 EL Schweineschmalz oder margarine

½ Tasse kaltes Wasser

Heizen Sie Ofen auf 350 vor °.

Alle Zutaten verrühren: gut. Wenn der Teig an den Händen kleben bleibt, fügen Sie mehr Mehl, 1 Teelöffel in eine Zeit, bis es klebt.

Teilen Sie den Teig und Rollen in Kugeln etwa so groß wie Golfbälle.

Glätten Sie die Kugeln zwischen 2 Blatt Backpapier. Wenn sie bleiben, sie abkratzen,

mehr Mehl hinzufügen und neu anfangen.
Glätten Sie über ¼-Zoll dick.

Legen Sie die Tortillas auf einer ungreased
Backblech legen und Backen im Ofen für ca. 2
Minuten. Flip und 2 weitere Minuten backen,
bis Sie leicht gebräunt sind.

Rezepte für Mittagessen

Dilly Gebackener Lachs

Lachs mit Dill gepaart ist eine kulinarische
Klassiker, und es ist besonders lecker mit
einem Hauch von Zitrus und ein wenig
Olivenöl zubereitet. Fisch in Folie Pakete
Backen maximiert Geschmack und minimiert
durcheinander.

Zutaten:

• 4 (6-Unzen) Lachs filets

• 2 Esslöffel kaltgepresstes Olivenöl

• 1/2 TL Salz

• 1/4 Teelöffel frisch gemahlener schwarzer Pfeffer

- Saft einer großen Valencia Orange oder Mandarine

- 4 Teelöffel Orange oder Mandarine zest

- 4 EL gehackter frischer dill

Vorbereitung

Heizen Sie den Backofen auf 375° F. Bereiten Sie vier 10-Zoll-lange Stücke Alufolie.

Jedes Lachsfilet auf beiden Seiten mit Olivenöl einreiben. Jeweils mit Salz und Pfeffer würzen und Platz eins in der Mitte von jedem Stück Folie.

Jedes Stück von Fischen und oben mit orange 1 TL Zitronenschale und 1 El Dill beträufeln Sie den Orangensaft.

Abendessen Rezepte

Hähnchenmedaillons mit Speck umwickelt

Zutaten:

- 1 ½ Pfund ohne Knochen Hähnchenbrust

- 8 bis 10 Scheiben roher Speck

- ½ TL Paprikapulver

- ½ TL Chilipulver

- Salz und Pfeffer nach Geschmack

Zubereitung:

1. Heizen Sie Ihren Grill auf hoher Hitze dann reduzieren auf Mittel-hoch.

2. Schneiden Sie die Hähnchenbrust in zwei oder drei große Stücke.

3. würzen Sie das Huhn mit Salz und Pfeffer, dann probieren Sie Staub mit Paprika und Chilipulver.

(4) umwickeln Sie jedes Medaillon mit einer Scheibe Speck, dann befestigen Sie es mit einem Holzstäbchen.

5. setzen Sie die Spieße auf dem Grill und kochen für 3 bis 5 Minuten auf jeder Seite bis durchgegart.

Orange gegrilltes Huhn mit Mango-Salsa

•4 ohne Knochen Hähnchenbrust

•2 EL frisch gepresster Orangensaft

• 1 Esslöffel Olivenöl

•Salt und Pfeffer nach Geschmack

• 1 reife Mango, entkernt und gewürfelt

• 1 kleine Tomate, gewürfelt

•½ Tasse kernlose Gurke klein gewürfelt

•¼ Tasse frischer gehackter Koriander

Zubereitung:

1. Heizen Sie Ihren Grill auf hoher Hitze dann
   reduzieren auf Mittel-hoch.

2. Wischen Sie zusammen den Orangensaft und
   Olivenöl in eine kleine Schüssel geben.

3. würzen Sie das Huhn mit Salz und Pfeffer würzen, dann mit der Marinade bestreichen Geschmack.

4. die Hähnchenbrust auf den Grill legen und 10 Minuten kochen lassen.

5. Schalten Sie das Huhn und wieder mit Marinade bestreichen.

6. Kochen Sie das Huhn weitere 8-10 Minuten bis es gar ist.

7. verbinden Sie die restlichen Zutaten: in eine Schüssel geben und dienen über das heiße Huhn.

8. Tag:
Frühstück

Lebkuchen-Haferflocken

Zutaten:

• 1 Tasse Wasser

• ½ Tasse altmodischen Hafer

- ¼ Tasse ungesüßten Kirschen/Preiselbeeren (getrocknet)

- 1 TL gemahlener Ingwer

- ½ TL gemahlener Zimt

- ¼ TL Muskat Boden

- 1 EL Leinsamen

- 1 Esslöffel Melasse

Vorbereitungen

1. in einem kleinen Topf mischen Sie alle Wasser, Hafer, Cranberries oder Kirschen, Zimt und Muskatnuss.

2. Schalten Sie die Hitze auf Mittel-hoch.

3. bringen Sie die Mischung zum Kochen.

4. Hitze reduzieren und köcheln lassen.

5. lassen Sie das Wasser reduziert werden oder leicht absorbiert, es dauert in der Regel 5 Minuten.

6. Mischen Sie im Leinsamen.

7. lassen Sie ca. 5 Minuten bedeckt stehen.

8. mit Melasse beträufelt und serviert.

Mittagessen

Gemüsesuppe

400 g gemischtes Gemüse

200 g Graupen

1/2 Zwiebel

100 g Speck

1 Liter Gemüsebrühe

1 Teelöffel Backen

Öl Salz

1 Packung croutons

Legen Sie das Gemüse und Gerste für
mindestens 4 Stunden im warmen Wasser
in der Schüssel mit Gemüse einweichen,
indem Sie einen Teelöffel Backpulver
hinzufügen. Dann unter fließendem

Wasser abspülen, abtropfen lassen und beiseite stellen.

Schneiden Sie die Zwiebel und Speck in Würfel schneiden und anbraten mit ein wenig Olivenöl in einem Topf mit dickem Boden in Pulverform.

Fügen Sie die Bohnen abgespült und abgetropft vollständig von Wasser und Toast für ein paar Minuten dann Farro (eine Art von geschälten Weizen, vor allem Dinkel oder Emmer, typischerweise in Salaten, Suppen und Beilagen).

Mischen Sie alles zusammen, dann fügen Sie die Gemüsebrühe um das Gemüse vollständig zu bedecken.

Setzen Sie einen Deckel und Kochen Sie die Suppe bei mittlerer Hitze, für ca. 40 Minuten, dabei gelegentlich umrühren und das Hinzufügen von mehr Brühe, wie Sie es brauchen.

Den Deckel abnehmen, Salz und Pfeffer und ein paar weitere Minuten kochen lassen.

Auf der Unterseite von jedem Teller mit Toast setzen, dann die Suppe von Gerste und Hülsenfrüchte.

Fügen Sie etwas Toast und dann an den Tisch bringen Sie Ihre dampfende Suppe des Hauses.

Abendessen

Pilz Stroganoff

Zutaten:

1 große gelbe Zwiebel, gehackt

8 Unzen wilde Pilze, in Scheiben geschnitten

8 Unzen Weiße Champignons, in Scheiben geschnitten

4 Knoblauchzehen, fein gehackt

4 Esslöffel Vollkornmehl

3 EL Balsamico-Essig

1/2 Tasse Sojamilch

1 Teelöffel Thymian

16 Unzen gekocht fettuccini

Erhitzen Sie eine Antihaft-Pfanne bei starker Hitze. 3 Minuten dünsten Sie Zwiebeln.

Pilze und Knoblauch hinzufügen. Kochen, bis die Pilze anfangen, ihre Säfte freizugeben. In das Mehl bestreuen.

Rühren Sie, bis das Mehl gut verrührt. Fügen Sie die Essig und Soja Milch unter Rühren kontinuierlich, bis die Sauce eingedickt ist.

Thymian hinzufügen.

Servieren Sie über die gekochten Nudeln Sauce warm.

9. Tag:
Frühstück

Gluten freie Erdbeer Crepes

Zutaten:

- 6 Tassen Erdbeeren (in Scheiben geschnitten)

- 2 EL Zucker oder Honig

- 4 großen Eiern

- 1 Tasse ungesüßten Mandelmilch

- 2 EL Olivenöl

- 1 TL Vanille-Extrakt

- 1 EL brauner Zucker

- Frontalsteifigkeit TL Salz

- ¾ Tasse glutenfreie Mehl (Backmischung)

Vorbereitungen

1. Mischen Sie Ihre Erdbeeren und Zucker in einen sauberen Behälter.

(2) 30 Minuten bei Raumtemperatur stehen lassen.

3. Schneebesen in Eiern, Milch, Olivenöl, Vanille, Zucker, leichte Zucker und Salz in einer mittelgroßen Schüssel, bis gut kombiniert.

4. das Mehl mischen und gut verrühren.

5. Wärme ein Crepe Antihaft-Pfanne, etwa 8 bis 9 Zoll im Durchmesser.

6. Gießen Sie etwa ¼ Tasse Teig in die Pfanne.

(7) wirbeln und zu komplett beschichten die Antihaft-Pfanne.

8. Ihre Crêpe flip, wenn es anfängt zu kochen die andere Seite bräunen. Dies dauert in der Regel 30 bis 40 Sekunden.

(9) die anderen Seite dauert in der Regel 10 Sekunden.

10. Seien Sie wachsam, verbrannten Crêpes zu vermeiden.

11. Legen Sie sie auf einer Platte anrichten.

12. Löffel ein etwa ½ Tasse Erdbeeren mischen und legen Sie es in der Mitte die Crepe.

13 Falten Sie die Crêpe in einem Halbkreis um die Erdbeeren decken.

14. beträufeln Sie die Säfte aus Ihr Erdbeeren Mischung für mehr Geschmack.

15. servieren und genießen.

Mittagessen

Spinat mit Lachs

Zutaten:

1 (5-Unzen) Lachsfilet, gekocht

1 Tasse Blattspinat

1 ½ Tasse rote Trauben

1 ¼ Tasse geraspelte Möhren

1 Esslöffel geschnittene Mandeln

1 Esslöffel getrocknete cranberries

Zutaten: in eine Schüssel geben und genießen.

Abendessen:

Artischocken-Eintopf

Zutaten:

2 kleine Zitronen, halbiert, plus Saft zum
garnieren

15 Baby Artischocken

1/4 Tasse Olivenöl extra vergine

1 rote Zwiebel, in dünne Scheiben geschnitten

1 Teelöffel heiße rote Paprikaflocken

1/2 Tasse trockener Weißwein

1 Pfund frische Erbsen, geschält

4 Bund Frühlingszwiebeln, Wurzel Enden
   getrimmt und weißen und grünen 2-Inch
   Stücke geschnitten

Salz nach Geschmack

Frisch gemahlener Pfeffer zum abschmecken

1 Bund frische Minze

Anfahrt:

Eine große Schüssel mit Wasser füllen und die Zitrone Hälften hinein zu quetschen.

Entfernen Sie und entsorgen Sie die harten äußeren Blätter der Artischocken und schneiden Sie die Stiele. Dann halbieren Sie die Artischocken und aushöhlen Sie der Choke. Während Sie arbeiten, Tauchen Sie die halbierten Artischocken in das Zitronenwasser.

Erhitzen Sie in einem Schmortopf das Olivenöl bei mittlerer Hitze erhitzen, fügen Sie die Zwiebel hinzu und Kochen Sie bis sie weich und transparent, ca. 4 Minuten. Fügen Sie die Paprikaflocken, Wein, 1 Tasse heißes

Wasser, die Erbsen und die abgetropften Artischocken.

Decken Sie und Kochen Sie, bis die Artischocken nur weich, 10 – 12 Minuten. Fügen Sie die Schalotten, decken, und reduzieren Sie die Hitze zum Sieden. Kochen, bis die Schalotten Welk und weich, ca. 4 Minuten sind. Mit Salz und Pfeffer würzen.

Reißen Sie die Minzblätter in Stücke und streuen sie über den Eintopf. Garnieren Sie mit einem Schuss Olivenöl und Zitronensaft. Servieren Sie warm oder bei Raumtemperatur.

10. Tag:

Frühstück

Himbeer-grüner-Tee-Smoothie

Zutaten:

• 1½ Tassen gekühltem grüner Tee

• 2 Tassen ungesüßte Himbeeren (gefroren)

- 1 Banane

- 1 EL Honig

- ¼ Tasse von Protein-Pulver

Vorbereitungen

(1) mit Ihrem Mixer alle Zutaten hinein: und mischen.

2. Legen Sie in Ihrer Lieblingstasse und genießen.

Mittagessen:

Brauner Reiseintopf:

Zubereitungszeit: 15 Minuten: Garzeit: 30 min max, Portionen: 4

Zutaten:

1 Tasse brauner Reis

1/2 Tasse Walnuss Paste

1/2 Tasse Cashew-Paste

1/2 Tasse Marzipan

2 Tasse Kokosmilch

1 Esslöffel Palmöl

Eine Handvoll frischer Koriander

4 Zwiebeln, gewürfelt

2 rote Chilis

Salz und Pfeffer nach Geschmack

1 El Kümmel

(1) in einem Schnellkochtopf Braten Sie an, den Reis und Zwiebeln

(2) der Pilz und die Chilischoten unterrühren

3. Gießen Sie die Milch

4. mit Salz und Pfeffer würzen

5. bedecken und kochen für ca. 30 min

6. lassen Sie den Druck und servieren heiß

Abendessen

Auted Schweinekoteletts

4 Schweinekoteletts

1 Zwiebel, gehackt

¼ Tasse butter

1 Teelöffel. Salz

¼ Teelöffel. Pfeffer

Prise Petersilie

Smidgin Knoblauch Pulver

½ Tasse grüne Paprika, gehackt

Pfanne bei starker Hitze 3 Minuten vorheizen.

Sauté "1 gehackte Zwiebel und ¼ Tasse Butter.
Legen Sie dann die 4 Schwcinckoteletts in
Pfanne bei mittlerer Hitze. Braten "für
etwa 1 ½ Minuten, dann umdrehen
Schweinekoteletts.

Dash mit 1 Teelöffel. Salz und ¼ Teelöffel.
Pfeffer, eine Prise Petersilie und ein
Smidgin von Knoblauch Pulver. Dann
fügen Sie ½ Tasse gehackte grüne Paprika
über Oberseite von der Schweinekoteletts.

Reduzieren Sie Hitze und köcheln lassen Sie
bis die Paprika mürbe werden, ca. 8
Minuten.

11. Tag:

Frühstück

Ingwer-Apfel-Muffins

Zutaten:

- 2 Tassen Mehl

- ⅔ Tasse Zucker oder Zuckerersatz Granulat

- 1 Esslöffel Backpulver

- ½ TL Salz

- 1 TL gemahlener Zimt

- 1 TL gemahlener Ingwer

- ¾ Tasse ungesüßten Mandelmilch

- 1 Tasse geriebenen Apfel

- ½ Tasse reif und zerdrückte Banane

- 1 El Apfelessig

- ½ Tasse kristallisierter Ingwer (fein gehackt)

Vorbereitungen

1. bereiten Sie Ihren Ofen durch auf 400° c
   Vorwärmen

2. Sie nutzen Papierzwischenlagen, oder bei Verwendung einer Muffinwanne leicht einfetten.

(3) in einer mittleren Schüssel vermischen Sie sich Mehl, Zucker, Backpulver, Salz, Zimt und Ingwer.

4. Legen Sie beiseite und mischen Milch, Apfel, Banane und Essig in einer großen Schüssel

5. dann die Mehlmischung bis alles gut vermischt unterrühren.

6. Füllen Sie Ihre Muffinförmchen in nur etwa ⅔ voll.

7. Starten Sie für etwa 15 bis 20 Minuten backen

8. stecken Sie die Zahnstocher in der Mitte, wenn es sauber, herauskommt dann Sie fertig sind.

9 servieren Sie mit Ihrem Lieblingssaft und einen gesunden Tag.

Mittagessen:

Spaghetti mit Sardellen

Zutaten:

-¾ Pfund Spaghetti

-5 mittlerer Größe Sardellen

-Olivenöl

-Tomaten aus der Dose

Zubereitung:

1. stecken Sie die Sardellen in ein Sieb geben und schnell eintauchen in kochendes Wasser um die Skins zu lockern und entfernen Sie das Salz.

(2) der Haut und Knochen sie.

(3) hacken Sie und über das Feuer in einem Topf mit einer großzügigen Menge an Öl und etwas Pfeffer.

4. nicht lassen sie kochen, aber wenn sie heiß sind fügen Sie zwei Esslöffel Butter und drei oder vier Esslöffel Tomatenmark Saft

gemacht durch Kochen, Tomaten aus der Dose und durch ein Sieb reiben. Kochen Sie die Spaghetti in Wasser, das nur leicht gesalzen ist und achten Sie darauf, nicht zu weich werden lassen.

5. lassen Sie gut abtropfen und in die warme Speise, in dem es serviert werden soll.

6. die Sauce über die Spaghetti gießen und wenn Sie diese verlassen haben im italienischen Stil-Mix durch die Spaghetti mit zwei silbernen Gabeln anheben, bis Soße durch es gegangen ist ungebrochen. Mit geriebenem Käse servieren.

Abendessen:

Huhn Rochambeau

Zutaten:

4 Hühnerbrüste

4 dicke Scheiben Toast

4 dicke Scheiben Schinken

4 Gläser Rotwein

1 Topf Bearnease-Sauce

1 große Handvoll gehackte Petersilie

Salz & Pfeffer

1 Zitrone

Vorbereitung

Zehn Minuten vor der Zugabe des Huhn zu
sanft pochieren bis gekocht köcheln Sie die
Zitrone, Lorbeerblatt, Petersilie Salz und
Pfeffer in zwei Zoll Wein.

12.Tag:

Frühstück

Maismehl Brot

Zutaten:

• Gelb Maismehl

• Getrocknete Pilze

• Parmesan-Käse

• Butter

• Creme

• Salz

Zubereitung:

Kochen Sie am Tag vor diesem Gericht ist, um
bedient zu werden, Maisgrieß sehr
gründlich mit nur genug Wasser, um es
sehr steif zu machen. Erweisen Sie sich
Cool nur die Form der Schale, in der sie
gekocht hat.

Nächsten Tag das gleiche Gericht nehmen, es butter und mit Semmelbrösel bestreuen. Schneiden Sie die Form von Maismehl in horizontale Scheiben etwa ¼ Zoll dick. Legen Sie die obere Scheibe in den Boden der Schale, wo es passt.

Punkt mit zwei oder drei kleine Stücke Butter und drei oder vier getrocknete Pilze, die wurden kochendem Wasser, übergossen und einige Zeit eingeweicht. Befeuchten Sie mit Sahne und mit geriebenem Parmesan bestreuen.

Wiederholen Sie die Scheibe durch die Scheibe bis die Form abgeschlossen ist. Am letzten setzen Scheibe nur zwei Punkte von Butter.

Legen Sie in einem gemäßigten Ofen und
Backen Sie drei Stunden. Wenn am Ende
dieser Zeit sollte zu viel Flüssigkeit an der
Spitze abgießen dies mithilfe von für das
Würzen von einem anderen Gericht wie
Spaghetti, Reis oder Nudeln, und weiter
kochen, bis die Flüssigkeit nicht mehr
austreten.

Mittagessen:

Flanke Steak-Spinat-Salat

Flanke Steak ist eine besonders schlanke
Schnitt, wodurch es eine hervorragende
Wahl für gelegentliche Mahlzeiten wenn
Sie rotes Fleisch bedienen wollen.
Einbeziehung in einen Salat macht das
Fleisch, und Ihre Lebensmittel-Dollar,
viel weiter zu gehen.

Zutaten:

• 1 Pfund Flanke steak

- 1 Teelöffel Olivenöl extra vergine

- 1 Esslöffel Knoblauchpulver

- 1/2 TL Salz

- 1/2 Teelöffel frisch gemahlener schwarzer Pfeffer

- 4 Tassen Baby-Blattspinat

- 10 Kirschtomaten, halbiert

- 10 Cremini- oder weiße Champignons, in Scheiben geschnitten

- 1 kleine rote Zwiebel, in dünne Scheiben geschnitten

- 1/2 rote Paprika, in dünne Scheiben geschnitten

Heizen Sie den Grill. Ein Backblech mit Alufolie.

Reiben Sie die Spitze der Flanke Steak mit
Olivenöl, Knoblauch, Salz und Pfeffer und
lassen Sie sich 10 Minuten unter dem
Grill platzieren. Grillen Sie für 5 Minuten
auf jeder Seite für ziemlich selten. Lassen
Sie das Fleisch auf ein Schneidebrett für
10 Minuten ruhen.

Unterdessen in einer großen Schüssel
kombinieren Sie, Spinat, Tomaten,
Champignons, Zwiebeln und Paprika und
werfen Sie gut.

Um zu dienen, teilen Sie den Salat unter 4
flache Teller. Schneiden Sie das Steak auf
der Diagonalen und legen Sie 4 bis 5
Scheiben auf jeden Salat. Mit Ihrem
Lieblings-Vinaigrette servieren. Zutaten
für 4 Personen

Abendessen:

Ungarisches Gulasch:

Zutaten:

2 Pfund Eintopf Fleisch in 1" Würfel schneiden

1 große Zwiebel, in Scheiben geschnitten

1 Knoblauchzehe, fein gehackt

1/2 Tasse ketchup

2 Esslöffel Worcestershire-sauce

1 El Braunzucker

2 Teelöffel Salz

2 Teelöffel Paprikapulver

1/2 Teelöffel trockenen Senf

1 Tasse Wasser

1/2 Tasse Mehl

Anweisungen

Dazugeben Sie das gewürfelte schmoren Fleisch zu einem slow Cooker und Abdeckung mit den in Scheiben geschnittenen Zwiebeln.

In einer großen Schüssel vermischen der Senf, Paprika, Salz, Zucker, Worcestershire Sauce, Ketchup und Knoblauch. Mit dem Wasser vermischen und über das Fleisch gießen.

Legen Sie Ihrem slow Cooker auf einer niedrigen Einstellung und kochen für 8 bis 9 Stunden.

15 Minuten vor dem servieren schalten die Herd Einstellung zu hoch.

Eine kleine Menge Wasser das Mehl hinzufügen und gut durchmischen, Fleisch-Mischung hinzufügen und rühren.

Für 10 bis 15 Minuten eindicken lassen.

Mit heißen weißen Reis servieren.

13. Tag:
Frühstück

Frühstück Burrito

Zutaten:

2 Lavash Wickel

4 Vollei

2 Bund Spinat

1 Tomate, gewürfelt

1 Tasse in Scheiben geschnittenen
   Champignons geschnitten

1 Knoblauchzehe, gehackt

Salz

Paprika

Kokosnuss-Öl oder Öl Ihrer Wahl.

Zubereitung:

Mischen Sie in einer Schüssel, 4 Eiern, Salz
   und Pfeffer. Mit einem Schneebesen gut
   mischen. Während die meisten
   flauschigere Ei gelangen.

Kochen Sie in einer Pfanne Knoblauch, Spinat, Pilze und Tomaten mit Kokosnuss-Öl.

Kochen Sie in einer beschichteten Pfanne die zuvor verquirlten Ei.

Dann legen Sie die Füllung in Lavash wickeln auf und Rollen. Sichern Sie die Walze mit einem Zahnstocher.

Mittagessen:

Ofen pochierte Kabeljau:

Kabeljau ist ein fest, milder Fisch, das ist eine tolle Quelle für Omega-3-Fettsäuren. Es kocht leicht, nimmt die Aromen der anderen Zutaten: leicht, und ist nicht zu teuer, so dass es vor allem Meeresfrüchte-Anfänger geeignet ist. Wenn Sie eine Pfanne Ofen-Safe haben, ist dies eine ein-Topf-Mahlzeit, die für einfache Reinigung macht.

Zutaten:

• 4 (6-Unzen) Kabeljau filets

- 1/2 TL Salz

- 1/2 Teelöffel frisch gemahlener schwarzer Pfeffer

- 1/2 Tasse trockener Weißwein

- 1/2 Tasse Meeresfrüchte oder Gemüse Lager

- 2 Knoblauchzehen, fein gehackt

- 1 Lorbeerblatt

- 1 TL gehackter frischer Salbei

- 4 Rosmarin Zweige zum garnieren

Heizen Sie den Backofen auf 375° F.

Jedes Filet mit Salz und Pfeffer würzen und in eine große ofenfeste Pfanne oder Backform legen. Fügen Sie den Wein, Lager, Knoblauch, Lorbeerblatt, und Salbei und Abdeckung. Backen Sie, bis die Fische leicht mit einer Gabel, ca. 20 Minuten Flocken.

Das Filet aus der Pfanne entfernen mit einem Spatel. Ort der Wilderei Flüssigkeit über hoher Hitze und kochen, unter häufigem

Rühren, bis um die Hälfte, ca. 10 Minuten reduziert. (Dies in einem kleinen Topf wenn Sie eine Backform verwendet.)

Zu dienen, ein Filet auf jeden Teller legen und mit der reduzierten Wilderei Flüssigkeit beträufeln.

Garnieren Sie jeweils mit einem Zweig frischer Rosmarin.

Zutaten für 4 Personen.

Abendessen:

Cool Ranch Chicken

Zutaten:

1 1/4 lb ohne Knochen Hähnchenbrust

1 Umschlag trocken Taco Mix oder alternativ 2 El hausgemachte

1 Umschlag trocken Ranchbehandlung Mix oder 1 El hausgemachte

1 1/2 Tassen Hühnerbrühe

1 Tasse brauner Reis

(1) in einer kleinen Schüssel kombinieren Sie die Hühnerbrühe, Ranchbehandlung und Taco-Mix.

2. Fügen Sie Huhn zu einem slow Cooker und Abdeckung mit Huhn-Brühe-Gemisch.

3. Schalten Sie den Herd auf eine niedrige Stufe und Koch für 4 bis 5 Stunden abgedeckt.

4. Entfernen Sie das Huhn aus Topf und Shred mit zwei Gabeln.

5. Rücknahme Huhn zurück zu den slow Cooker und Koch für weitere 25 bis 30 Minuten.

6. Fügen Sie Reis in einen Topf mit kochendem Wasser; abschmecken Sie ein wenig Salz und Kochen Sie, bis der Reis weich ist.

7. mit Tacos und brauner Reis servieren.

14. Tag:

Pfannkuchen

2 1/2 Tassen Mehl (universell)

2 1/2 Tassen Wasser

4 Esslöffel Zucker (Kristallzucker)

2 Esslöffel Rapsöl

4 Teelöffel Backpulver

1 Teelöffel Salz

In einer großen Schüssel die 2 1/2 Tassen Mehl, 4 EL Kristallzucker, 4 Teelöffel Backpulver und 1 Teelöffel Salz hinzufügen und mischen.

Fügen Sie langsam die 2 1/2 Tassen Wasser und 2 Esslöffel Rapsöl hinzu und unter Rühren Sie kaum mischen. Die klumpige Masse ist zu rechnen.

Erhitzen Sie mit ein kleines bisschen Canola-Öl auf mittlerer hoher Kopf einer großen Pfanne oder Bratpfanne.

Schöpflöffel Teig in die heißen Bratpfanne oder Pfanne und lassen Sie sitzen, bis die Ränder trocken geworden und Form in der Mitte sprudelt.

Schalten Sie sanft sie über die andere Seite bräunen. Mit Ahornsirup beträufelt servieren.

Mittagessen:

Balsamico gebratene Hähnchenschenkel

Zutaten:

- 2 lbs roh Hähnchenschenkel

- 2 EL Balsamico-Essig

- 2 EL Olivenöl

- 1 TL Zwiebelpulver

- Salt und Pfeffer nach Geschmack

1. den Backofen auf 375° c und einem Glas
   Auflaufform einfetten.

Abendessen:

Gebackene Chicken Noodle Casserole

2 ohne Knochen Hähnchenbrust, gehackt

1 12-Unze-Beutel Eiernudeln

1 (10 ¾ Unze) kann die Creme der
   Hühnersuppe

Magermilch

1 großes Ei, entführt

2 Tassen in Scheiben geschnittenen
   Champignons

1 ½ Tassen geriebenen Käse

1. Heizen Sie den Backofen auf 350° F (175° C).

2. kombinieren Sie die Hähnchen und Nudeln in eine Auflaufform geben.

3. Gießen Sie die Suppe in eine Schüssel, dann füllen Sie die Dose mit Milch und gießen Sie sie.

4. die Suppe und Milch in das Ei verquirlen, dann rühren in den Topf geben, mit den Pilzen.

5. bedecken Sie die Schüssel mit Folie und im vorgeheizten Backofen 30 bis 40 Minuten bis durch erhitzt.

(6) aufzudecken und bestreuen mit dem Käse.

7. Backen Sie für weitere 5 Minuten oder so, bis der Käse schmilzt.

15. Tag:

Frühstück

Vollkorn-Waffeln

2 Tassen Dinkelmehl

4 Teelöffel Backpulver

2 große Eiern, geschlagen

1 ¾ Tassen Milch, 2 %

1/4 Tasse Zucker, roh

1 Teelöffel Salz

1/4 TL Zimt, gemahlen

Anfahrt:

1. Waffeleisen auf mittlerer Hitze vorheizen.

2. in einer großen Schüssel mischen Sie Mehl, Backpulver, Eiern, Milch, Zucker, Salz und Zimt.

3. den Teig in das Waffeleisen.

(4) Backen Sie, bis auf beiden Seiten getan.

Mittagessen:

Slow Cooker Rindfleisch-Eintopf

Zutaten:

4 Pfund ohne Knochen unten Runde, gehackt

3 bis 4 Esslöffel Mehl

2 EL Olivenöl

2 große gelbe Zwiebeln, gehackt

2 Tassen gehackte Karotten

4 Tassen gewürfelte Kartoffel Yukon gold

1 (6-Unzen) Dose Tomatenmark

2 Tassen Rindfleisch, Lager oder Brühe

1 Tasse Rotwein, trocken

Salz und Pfeffer nach Geschmack

(1) Erhitzen Sie das Öl in einer großen Pfanne bei mittlerer Hitze.

2. werfen Sie das Fleisch mit dem Mehl, dann die Pfanne – kochen für 2 bis 3 Minuten anbräunen hinzufügen.

3. kombinieren Sie Rindfleisch, Zwiebeln, Tomatenmark, Möhren und Kartoffeln in einem langsamen Kocher.

4. Rühren in den Wein und Rindfleisch Suppe bis alles gut vermischt, dann bedecken den slow Cooker.

(5) bei schwacher Hitze kochen Sie für 7 bis 8 Stunden oder bei starker Hitze für 4 Stunden, bis das Fleisch durchgegart ist.

6. würzen mit Salz und Pfeffer abschmecken und heiß servieren.

Abendessen:

Muscheln mit Weißwein

Muscheln in Weißwein gegart ist ein traditionelles Gericht ganzen Mittelmeerraum serviert. Sie ist bereit in Minuten, sehr beeindruckend, und ist nicht zu schlagen für puren Komfort als mit knusprigem Brot für triefend die Säfte serviert.

Zutaten:

- 4 Pfund frische, live Muscheln

- 2 Tassen trockener Weißwein

- 1/2 TL Meersalz

- 6 Knoblauchzehen, fein gehackt

- 4 Teelöffel gewürfelte Schalotte

- 1/2 Tasse gehackte frische Petersilie, geteilt

- 4 Esslöffel kaltgepresstes Olivenöl

- Saft von 1/2 Zitrone

Anleitung:

In einem großen Sieb schrubben und die Muscheln unter kaltem Wasser abspülen. Entsorgen Sie alle Muscheln, die nicht in der Nähe antippen. Verwenden Sie ein Schälmesser, um den Bart aus jeder Muschel zu entfernen.

Bringen Sie in einen großen Topf bei mittlerer Hitze Weißwein, Salz, Knoblauch, Schalotten und 1/4 Tasse Petersilie zum stetigen köcheln.

Fügen Sie die Muscheln, Abdeckung und Simmer nur, bis alle Muscheln, 5 bis 7 Minuten geöffnet. Nicht zu lange.

Mit einem Schaumlöffel, teilen Sie die Muscheln unter 4 große, flache Schalen.

Olivenöl und Zitronensaft in den Topf, umrühren, und gießen Sie die Brühe über die Muscheln. Jede Portion mit 1 El der restlichen Petersilie garnieren und servieren mit einem knusprig, Vollkorn-Baguette.

Zutaten für 4 Personen.

Kapitel 9 – Tipps dazu motiviert werden

Gesunde Mahlzeitplan muss nicht kompliziert sein. Es geht nicht darum, kompatibel mit allen engen und sehr einschränken Diäten, die sogar zu "Survival-Modus" oder Mangelerscheinungen führen könnte. Eine gesunde Diät-Plan ist eine Mahlzeit planen, die fördert das allgemeine Wohlbefinden mit natürlichen Lebensmitteln und ist sehr einfach, einfach und leicht zu folgen.

Hier sind sechs Tipps, um nach einer gesunden Ernährung Mahlzeit Plan.

1. bedeutet Entzug nicht

Haben Sie Diäten in der Vergangenheit versucht, die Sie von Lebensmitteln, vor allem diejenigen, die reich an Kohlenhydraten und Fetten zu entziehen? Haben Sie Ihre Kalorienzufuhr sorgfältig zu prüfen? Abnehmen und gesund sollte nicht so sein. Sie verdienen noch die Leckereien, die, denen Sie gewohnt sind. Nicht alle Kohlenhydrate und

Fette sind schlecht; Einige sind notwendig für unseren Körper.

2. vergessen Sie nicht: alles in Maßen

Du musst bestimmte Lebensmittel aus Ihrer Ernährung vollständig zu beseitigen. Es ist schrecklich, wenn Sie nicht in der Lage, genießen, was Sie essen. Essen Sie eine Vielzahl von Lebensmitteln, sondern nur bestimmte Lebensmittel in Maßen. Sie können immer unbegrenzt Obst und Gemüse essen. Auf diese Weise können Sie alles noch in Ihrer Ernährung ohne viel Aufwand Ihre Trigger Lebensmittel zu vermeiden aufnehmen.

3. nehmen sie einen Schritt zu einem Zeitpunkt

Ihre Ziele sollten erreichbar und realistisch sein. Gewicht-Verlust und diätetische Änderungen sollte nicht drastisch, aber eher langsam und stetig. Großen Erfolg kommt von kleinen Verbesserungen. Beginnen Sie mit kleinen Schritten statt große Sprünge, die Sie nicht einhalten können.

4. informieren Sie sich

Informieren Sie sich über Ernährung und welche Lebensmittel für Sie geeignet sind und warum. Gesättigten und Trans-Fettsäuren sollte vermieden werden, ebenso wie auch die schlechte Kohlenhydrate. Wählen Sie organische und natürliche Arten von Lebensmitteln.

5. Lifestyle-integration

Essen gesund machen und Bewegung einen Teil Ihrer Routine und Alltag. Es sollte nicht schwer sein, weil Sie nicht gezwungen werden, bestimmte Messungen oder Beschränkungen einzuhalten.

(6) motivieren Sie sich

Motivieren Sie sich mit Zielen und Leistungen. Wenn Sie Ihre Ziele erreichen wollen, arbeiten Sie für sie. Wenn Sie Ergebnisse in der Zeit sehen, werden Sie inspiriert zu erhalten und schließlich weitere Ergebnisse zu erzielen.

Gesunde Ernährung geht es nicht um strenge Methoden der Diät, aber es geht um die Wahl der richtigen Nahrung, ändern Ihre Essgewohnheiten, und seien Sie vorsichtig, was Sie essen.

Kapitel 10: Ausübung Disziplin

Wenn man versucht, bei einer Routine-Übung bleiben, konzentrieren Sie sich auf Ihr Training als Chance zur Verbesserung Ihrer Fähigkeit, sich selbst zu disziplinieren. Verwenden Sie die folgenden Tipps für die Verwendung von Workout-Routine als ein Weg, um Selbstdisziplin in Ihr Leben zu integrieren und eine positive persönliche Entwicklung zu erreichen.

Beginnen Sie wenn Sie nicht arbeiten so viel wie Sie möchten, oder wenn Sie aufgehört haben, aus irgendeinem Grund trainieren, wieder mit dem Training. Es nicht egal, was Sie am ersten Tag der Sprung ab Ihre Übung Routine tun, einfach beiseite Zeit für Bewegung und verbringen diese Zeit einige körperlichen

Betätigung zu tun, ob es ins Fitnessstudio oder einen Spaziergang.

Enthalten Sie Aktivitäten, die körperliche, aber haben andere Hauptzwecke als Teil Ihrer Routine-Übung nicht. Zum Beispiel, wenn Sie das Haus reinigen, halte nicht diese Tätigkeit als Ihr Training für den Tag bekommen.

Fügen Sie Trainingseinheiten zu Ihrer Routine Ihrer gesundheitlichen Ziele besser zu erreichen. Zum Beispiel wenn Sie Gewichte heben oder knirscht um Ihren Körper gut aussehen, überlegen Sie, ob Sie Cardio Workout-Routine enthalten möchten.

Meiden Sie mehr wenn Sie Hunger verspüren nach dem Training um Ihre Fähigkeit zu erreichen und aufrechtzuerhalten Management Gewichtsziele zu maximieren. Einfach weil Sie trainieren müssen Sie nicht Ihre Kalorienzufuhr zu erhöhen, es sei denn Sie energisch Training für Stunden am Tag.

Priorisieren Sie Training, um Ihr Potenzial für Selbstdisziplin zu maximieren. Sie können leicht feststellen, ob Sie Aktivität von überlegen, ob Sie dazu neigen, an belebten Tagen überspringen priorisiert habe. Berücksichtigen Sie Aktivitäten, die Sie überspringen Sie nicht sogar auf Ihre verkehrsreichsten Tage wie Essen oder vor dem Fernseher und Übung als einer dieser Tätigkeiten, die Sie tun, egal wie beschäftigt Sie sind absichtlich zu priorisieren.

Verwenden Sie die Routine, die Sie für die Ausübung als ein Mittel zur Schaffung einer Routine für die Verwendung Ihrer Selbstdisziplin, um weitere Ziele zu erreichen zu etablieren. Beispielsweise wenn Sie die Praxis der selbst-Disziplin durch Kleben mit einem Trainingsprogramm erlebt haben, versuchen Sie Einleitung die gleiche Praxis für die Reinigung Ihres Hauses oder Ihre Rechnungen zu bezahlen.

Zählen Sie Ihre Routine in Ihrem Gespräch zur Aufrechterhaltung Ihrer Motivation. Kommunizieren Ihr Engagement für die Selbstdisziplin durch Übung kann auch andere versuchen, eine eigene Routine integrieren engagieren. Sie können auch von anderen lernen, wie sie sich mit ihrem Programm festhalten geholfen haben.

Versuchen Sie Ihre Routine-Übung alle paar Monate fünf Minuten Training hinzu. Durch die schrittweise Erhöhung Ihrer Zeit, die Sie nutzen für die Gesundheit zu verbessern erreichen Sie von Übung und gleichzeitig Ihre Fähigkeit, sich selbst zu disziplinieren.

Hören Sie, was Sie anderen sagen, über was du tust und zu vermeiden, sprechen davon negativ. Während viele Menschen ausüben, gibt es auch diejenigen, die Murmeln und darüber beschweren. Anstatt zu klagen, sollten Sie üben, Raum positiv über Ihre Routine-Übung als Teil Ihres Ansatzes zur Unterstützung Ihrer Bemühungen auf Selbstdisziplin.

Selbstdisziplin kann ein wichtiger Teil der persönlichen Entwicklung sein, hilft Ihnen, maximieren Sie Ihre Fähigkeit, bestimmte Ziele zu erreichen. Verwenden Sie die oben genannten Tipps, um Übung als Mittel der Ausbildung selbst zur Selbstdisziplin in Ihrem

Ansatz zur Selbstverbesserung integrieren verwenden.

Mehr Energie - hätten wir, wenn wir direkt arbeiten unsere Muskeln gibt es unseren Körper und Gehirn einen Schub und 'feel good' Hormone stimuliert. Dadurch wiederum unsere Stimmung und Energie Ebenen einen Schub.

Wir verbrennen Fett besser - wenn wir unsere Muskeltonus erhöhen erhöhen wir unsere metabolische Rate, was bedeutet, dass wir mehr Kraftstoff (Kalorien) jede Minute des Tages und der Nacht brennen. Dies hilft uns, überschüssiges Fett abnehmen und dann behaupten, dass der Verlust.

Wir entlasten hoher Stressbelastung - unserem geschäftigen modernen Leben laufen auf solch eine schnelle Tempo, wir sind oft höher als sie Stress Hormonspiegel (Kortisol sein sollten) mit Links. Dadurch wird unsere Gesundheit gefährdet wie unausgewogene Hormonspiegel die Krankheit zu inszenieren. Ein ständig gestresster Mensch oft hat hohe Körperfett

Ebenen und neigt zu speichern Fett innerhalb und rund um den Bauchbereich ist äußerst ungesund.

Wir verbessern unsere Einstellung zum Leben, wenn wir stark und Fit sind - wenn wir in unserem Leben etwas Selbstdisziplin haben es in vielen anderen Bereichen unseres Lebens schwappt und verbessert sie. Wenn Sie an sich selbst versprechen und sie halten spüren Sie ein Gefühl der Erfüllung und stolz.

Die Fähigkeit der Selbstdisziplin ist nicht jetzt so beliebt wie früher. Viele Menschen glauben, dass es bedeutet immer aus ihrer Komfort-Zone oder etwas für den "zu hart" Korb. Doch geben die Selbstdisziplin von ein paar Trainingseinheiten pro Woche tatsächlich mehr Werkzeuge und die Kraft, scheitern viele andere Ziele im Leben zu reduzieren Ihnen.

Sie können sehen, geben Sie Ihrem Körper, die kräftige körperliche Bewegung, der es für entwickelt wurde ist viel mehr als nur über den körperlichen Aspekt. Haben Sie andere Ziele im Leben, die Sie bei - Karriere, Familie,

Beziehungen oder Hobbys erfolgreich sein möchten? Wenn Sie Selbstdisziplin üben werden Sie das feinste Autopilot oder Cruise Control System entwickeln, die, das Sie - etwas so unbezahlbares wünschst, dass keine Menge Geld kaufen kann.

Kapitel 11: Warm up Übung Routine

Es ist sehr wichtig, zu diskutieren, warum sollten Sie tun, eine Erwärmung Routine vor der Aufnahme in jeder anspruchsvollen Körpertraining. Viele Menschen trainieren und immer wieder ignorieren durchläuft der Aufwärm-Phase vor dem Training, völlig ahnungslos von den Folgen, die dies bringen könnte.

Warum Aufwärmen? Sobald der Körper in Bewegung greift es erfährt einige Änderungen: Atemfrequenz und Blut fließen erhöht, mehr Sauerstoff und Energie werden die Zellen geliefert. Der Anstieg sollte linear sein und bereiten Ihren Körper auf die körperliche

Belastung, die die kommenden Übungen darauf gelegt werden. Lässt man sich diese Vorbereitung, funktioniert Ihr Körper viel weniger effizient und Ihre Routine-Übung nicht produzieren so gut wie Ergebnisse, wie es sein könnte. Schmiert Gelenke und lockert Ihre Muskeln aufwärmen und Sie sind weniger wahrscheinlich zu eine Verletzung leiden. Es gibt auch das Herz pumpt Blut und Nährstoffe in die Muskeln eine notwendige Anpassung.

Was macht eine richtige Aufwärmen Routine? Im Grunde jede Routine macht das Herz höher schlagen, ohne zu viel Belastung ein gutes Warm up Routine ist. Sie einfach einen Spaziergang oder Joggen... Cardio-Geräte in Händen, wie ein statisches Fahrrad oder ein epileptischer laufende Maschine, es ist bevorzugt Sie sie verwenden. In moderatem Tempo zu beginnen Sie und dann steigern Sie langsam das Tempo, bis Ihr erhöht Herzschlag und Ihre Körpertemperatur steigt. Beachten Sie, dass es sehr wichtig ist, dass dieses Tempo zu Ihrem aktuellen Fitness-Level, Warm up

Routine sollten Sie erregt verlassen; noch nicht ausgeschöpft.

Ein leichtes Schwitzen für ca. 5 Minuten und dann weiterziehen, das dynamische ausdehnen. Dehnen hilft bei der Verbesserung der Flexibilität. Die Art von stretching Übung hängt davon ab, welche Art von Training du gehst zu tun. Stellen Sie sicher, dass die großen Muskelgruppen sind für mindestens 10 Sekunden gedehnt und halten Sie Ihre Füße bewegen oder trainieren Ihre Beine um zu verhindern, dass Blut in den Beinen bündeln. Denken Sie daran, nur ausdehnen, wenn Sie Ihre Muskeln schon aufgewärmt haben. Auch nicht beim Dehnen bounce. Es könnte zu einer Kontraktion, der wiederum Muskelriss oder ziehen führen kann.

Nun, Sie vollständig aufwärmen sind und gestreckt, können Sie beginnen Ihre Haupt-Workout, aber denken Sie daran: Es ist ebenso wichtig für Sie, lassen Ihren Körper abkühlen nach dieser Haupt-Routine. Sollten Sie abrupt aufhören, Ausübung, Blut in den Muskel sammeln und blockieren, die Versorgung mit Sauerstoff. Wenn dies geschieht, sind Krämpfe die wenigsten Sorgen; tatsächlich laufen Sie Gefahr, einen Herzinfarkt. Bitte geben Sie die gleiche Bedeutung zu Abkühlung, Aufwärmen. Erwärmung nach unten erfolgt ziemlich genauso wie Aufwärmen, nur verringern die Geschwindigkeit oder Geschwindigkeit Ihres Trainings anstatt es zu erhöhen

Bewegung ist gut für Ihre Gesundheit, wenn Sie die erforderlichen Vorkehrungen zu treffen. Auf diese Weise werden Sie nicht nur die Ergebnisse Ihres Trainings maximieren, sondern auch sicher und gesund zu bleiben.

Kapitel 12: Wöchentliche Routine-Übung

Sie müssen realistisch sein, zur Erreichung bester Gesundheit. Sie können nicht über Nacht Ihre Ziele erreichen. Sie sollten zu arbeiten hart für sie bereit. Im Durchschnitt können Sie ca. 1,5 Pfund pro Woche verlieren, wenn Sie versuchen, Gewicht zu verlieren. Halten Sie sich an diese Nummer finden Sie Gewicht zu verlieren, eine Menge Spaß. Schlusses Gewicht ist nicht zu verhungern. Alles, was Sie tun müssen, ist die richtige Ernährung und Bewegung Regime folgen. Es ist sogar möglich, belohnen Sie sich mit Ihrem Lieblingsessen, wenn Sie Ihre Ziele erreicht haben. Die Versuchung ist immer da, aber wenn Sie entschlossen sind, Gewicht zu verlieren, werden Sie nicht zu ihm nachgeben.

Sie benötigen die Unterstützung von Freunden und Familie. Um gesund zu bleiben, müssen Sie Ihren liebsten über Ihre Ziele mitteilen. Ihre Familie und Freunde bieten Ihnen die notwendige Unterstützung und Motivation zu helfen, sich auf Ihre Ziele konzentrieren. Heißhunger werden immer ein Problem sein. Niemand ist perfekt und wenn Sie Fehler machen, Sie sollten nicht die Hoffnung verlieren. Du bist nicht der einzige kämpfen, um einen gesunden Körper.

Machen Sie es einen Punkt, positive Gedanken zu haben. Wenn Sie mit dem Ergebnis unzufrieden sind, müssen Sie es verwenden, um besser in den nächsten Tagen oder Monaten bemühen. Suchen Sie eine Diät, die funktioniert. Sie können sogar mit einem Ernährungsberater oder Ernährungsberater sprechen. Ein Experte kann eine Mahlzeit planen design, die Sie folgen können, wenn Sie entschlossen sind, körperlich Fit und gesunden Körper zu erhalten.

Um die richtige Motivation, Übungen regelmäßig durchzuführen, müssen Sie sicherstellen, dass Sie das Training lieben. Als ein Familienmensch ist eine Notwendigkeit, eine Zeit, die exklusiv für Sie ist. Dies dient auch als die beste Zeit, um Übungen zu machen, die Sie gesund halten. Behalten Sie den Überblick Ihrer Kalorien. Du musst die empfohlene Menge an Kalorien je nach Alter oder Geschlecht. Denken Sie immer daran, wenn Sie trainieren, Sie auch erhalten einige Kalorien zu verbrennen.

Spaß mit der wöchentlichen Routine Übung ist wichtig. Visualisierung wird auch Ihnen gut tun. Nur mal so - wenn Sie trainieren, können Sie eine schlankere Körper in naher Zukunft erreichen. Endlich können Sie Ihre Lieblings-Kleid oder Outfit tragen. Lassen Sie es einen Punkt, sowie Zeitschriften zu lesen. Fitness-Zeitschriften halten Sie motiviert.

Die Online-Community ist auch sehr hilfsbereit, wenn es um die Aufrechterhaltung einer gesunden und körperlich Körper fit. Sie können in Blogs und Foren, um Ihre Ansichten über eine gesunde Lebensweise teilen teilnehmen. Die Belohnungen, die du gehst zu ernten, wenn Sie regelmäßig Sport treiben sind schwer zu ignorieren, so motiviert zu bleiben!

Sie möchten, dass Körper, nicht nur, weil es mehr Leute anziehen wird, sondern weil Sie satt in den Spiegel zu schauen und nicht zu mögen, was Sie sehen.

Zunächst einmal wirklich ehrlich zu sein: den Lebensstil des durchschnittlichen amerikanischen eignet sich nicht für regelmäßiges Training. Wann soll genau man Trainingseinheiten in squeeze? Um 6 Uhr morgens bevor Sie losgehen, um zu arbeiten? Um 6 am Abend, wenn Sie tot müde nach der Arbeit sind? Bei 9 in der Nacht wenn Sie wollen einfach nur vor dem Rohr zu entspannen?

Nein, unser moderner Lebensstil einfügen nicht viel Zeit für die Wahrnehmung, so dass selbst wenn Sie in der Lage zu schnitzen, ein wenig Zeit für Sport sind, Sie zu beglückwünschen. Es ist wirklich ein super-kluger Schachzug von Ihrer Seite. Sie werden nicht nur besser aussehen, aber Sie werden auch besser fühlen und besser schlafen. Ich weiß, du hast das schon gelesen, aber es ist wahr: unsere Körper wurden zu bewegen, zumindest einen Teil der Zeit. In diesem Stuhl sitzen den ganzen Tag ist sicherlich nicht das beste Rezept für höchste geistige und körperliche Gesundheit. Du wirst mehr von was Sie als Mensch sein sollte, als Sie ein wenig Übung.

So ist der Wunsch, der Zeitplan erstellt wurde und Sie sind bereit, loszulegen. Was nun? Hier sind einige der Tipps, die helfen, Ihr neues Trainingsprogramm zu starten:

(1) eine soziale Angelegenheit Gebrauch machen.

Viele gut gemeinte Person hat geschworen, um das Laufband mehrmals pro Woche getroffen. Könnte man zu den starken Menschen, die diese Art von Selbstdisziplin laufen allein in Ihrem Keller haben können, aber erfolgreichste Training Freunde werden Ihnen sagen, dass die Menschen um Sie herum, wenn Sie trainieren entscheidend ist. Das bedeutet nicht, dass muss man im Park in kurzen Shorts direkt vor die alten Männer auf den Bänken laufen. Es bedeutet, dass Sie wahrscheinlich eher geneigt, um mit Ihrer neuen Initiative zu halten, wenn Sie entweder einen Trainingspartner oder verbinden einen Health Club mit Klassen, die Sie ergreifen können.

In vielen dieser Klassen werden Sie in der Lage, eine sofortige Verantwortlichkeit System zu erstellen, die Sie Woche für Woche zurückbringen wird. Die ersten paar Male, die Ihr neue Freund sagt: "wo warst du letzte Woche? Wirst du nicht alles, was Sie bekommen können aus diesem, wenn Sie kommen zu jeder anderen Sitzungen, "Sie werden weit mehr motiviert, als Sie normalerweise wäre. Machen Sie Ihre neue Routine-Übung soziale. Joggen/walking Partner suchen, einen Health Club beitreten, Klasse anmelden. All dies hilft Ihnen, Ihre Gelübde zu erfüllen.

(2) trainieren Sie nicht übermäßig im Anfang

Versuchen Sie nicht, in Ihrer ersten Trainingseinheit 5 Pfund zu verlieren. Der Fehler, den viele neue Übung Fans machen wird früh zu hart. Das heißt, versuchen Sie nicht, das gesamte Training zu tun, das Sie vom Internet das erste Mal heruntergeladen, die Sie es versuchen. Wirst du erschöpft und Sie werden von Kopf bis Fuß am nächsten Tag weh. Was ist dann? Sie fühlen sich nicht wie fit halten für 4-5 Tage, erhalten Sie beschäftigt wieder und Ihre neue Routine nach nur einem

Versuch beendet werden könnte. Das ist nicht viel von einer Routine!

Stattdessen tun Sie ca. 1/2 bis 1/3 von jeder Routine, die Sie annehmen und hocharbeiten. Eine weitere Folge der Arbeiten zu hart zum ersten Mal oder zwei ist, dass können Sie tagelang hinterher ziehen und anfälliger für Krankheiten aufgrund Ihres geschwächten Zustand werden. Fragen Sie herum und sehen Sie, ob jemand in Ihrem Büro eine Geschichte erzählen kann. Es passiert, dass alle Zeit Menschen hart trainieren, bekommen krank, dann stoppen. Seien Sie geduldig mit sich selbst und trainieren Sie genug zu müde fühlen, aber nicht wund. Vorsicht auf Nummer sicher.

Sie haben genügend Zeit, die Navy SEAL Workout-Routine zu erfüllen, die Sie online gefunden. Du bist noch nicht in Form der Dichtung! Gönnen Sie sich Zeit.

Indem diese zwei einfachen Schritten hat Ihre neue Routine-Übung eine viel bessere Chance auf Erfolg. Machen Sie es soziale, aber übertreiben Sie es nicht schon früh. Sie streben langfristige Ergebnisse. Ein guter Start ist entscheidend.

Kapitel 13: Die Anfänger Leitfaden für effektive ketogene Diät

Ketogene Diät: Definiert und erklärt!

Die ketogene Diät ist eine diätetische Therapie, die sehr reich an Fett und extrem niedrigen an

Eiweiß und Kohlenhydraten ist. Im Anschluss
an der ketogene Diät, Flüssigkeiten und
Nahrungsaufnahme genau gemessen und
gewogen. Grundsätzlich gibt es drei Dinge, die
Sie in tun, wenn eine ketogene Diät anwenden
müssen:

- ✓ Maximieren Sie Ihre Fettaufnahme
- ✓ Essen weniger protein
- ✓ Begrenzen Sie die Aufnahme von
  Kohlenhydraten

In ketogene sind Diät, gute Kohlenhydrate und

schlechte Kohlenhydrate beide aus der Liste. Ja,

sagen Adieu zu Nudeln, Reis, Brot usw. und

alle   stärkehaltige   Lebensmittel.

Einschränkende Kohlenhydrate bedeutet aber

auch, können Sie bis zu 30 g pro Tag nehmen.

Zum Beispiel hat eine einzige mittlere Banane

etwa 30 Gramm Krabben. Eiweiß kann nur in

einer beschränkten Menge konsumiert werden.

Vielmehr werden Sie Fett – und zur Kenntnis

nehmen, viel davon verbrauchen. Die Idee ist

die primäre Energiequelle des Körpers zu

fetten. Da gibt es keine Kohlenhydrate, Fette

werden von der Leber verarbeitet und werden

in Fettsäuren und "Ketone" zerlegt. Ihr Körper

funktioniert dann auf Ketone, anstelle von

Glukose. Glucose ist das Nebenprodukt der

Kohlenhydrate. Um festzustellen, ob Ihr Körper erreicht einen Zustand der Ketose, Sie können Blut oder Urin Tests zur Überprüfung auf das Vorhandensein von Ketonen. Ein Beispiel für ein Heimtrikot, verwendet durch Keto-Diät ist die Ketostix, die zur Verfügung steht-The-Counter.

Klingt Moment mal, das vertraut?

Darüber hinaus können Sie es mit der Atkins-Diät verwechselt haben. In der Atkins-Diät musst du auch Ketose zu Beginn der Diät zu erreichen. Dies ist die erste Phase. Es müsste nur Personen in einem "milden Zustand" gehen, allerdings würde es noch mehr Kohlenhydrate im Vergleich zu ketogene Diät ermöglichen.

Die ketogene Diät – beginnt es eigentlich medizinische!

Obwohl eine relativ neue Diät-Therapie wie Paleo und Atkins ketogene Diäten scheint, hat es tatsächlich seit fast einem Jahrhundert schon. Die Diät selbst diente ursprünglich (und immer noch ist) zur Behandlung von Epilepsie. Das Vorhandensein von Ketone im Blut hilft

Anfälle unter epileptischen Einzelpersonen zu unterdrücken. Beachten Sie, dass auch junge Kinder ketogene Diät unterzogen wurden. Es wurde von Dr. Russel Wilder an der Mayo Clinic in 1924 entworfen. Trotz der Wirksamkeit die ketogene Diät wurde es jedoch obsolet durch den Anstieg der Anti-Anfall Medikamente in den 1940er Jahren.

Wie fördert die ketogene Diät Gewichtsverlust

Dr. Susan Kleiner, erwähnt eine Top Ernährungsberater, prominente Sportler der Olympioniken aus NBA und NFL gearbeitet hat, um den Zustand der Ketose zu erreichen, müssen Sie 90 % Ihrer Kalorien aus Fetten zu erhalten. Die restliche 10 % können aus Eiweiß und Kohlenhydrate abgeleitet werden. Gemüse können in Maßen gegessen werden. Also, wie kann eine geringe bis keine Carb Diät Gewichtsabnahme fördern?

Ironisch genug, Ihr Körper verliert Gewicht aufgrund Ihrer massiven Fettaufnahme bei dieser Form der Ernährungstherapie. Wenn Ihr Körper in den Zustand der Ketose ist, wird Ihr Körperfett als Ihre Hauptquelle der Energie verwendet. Darüber, wie Sie Ihre Kohlenhydrate Zufuhr verringern, lernen Sie, Ihr Verlangen nach ihnen zu unterdrücken. Dies hilft auch bei der Gewichtsverlust Prozess. Ein weiterer Grund, warum Sie recht schnell in die ketogene Diät abnehmen, ist weil Ihr Wassergewicht sowie verringert. Kohlenhydrate wiegen dreimal ihr normale Gewicht im Wasser. Wenn Sie Kohlenhydrate in Ihrem System beseitigen, erhalten Sie auch eine Menge von diesen Wasser-Gewicht zu verlieren. Darüber hinaus der Fettgehalt von Avocados, Eiern, Käse und Nüssen auch tendenziell Heißhunger zu vernichten.

Kapitel 14: Über Gewichtsverlust: Verständnis der Vorteile der ketogene Diät

Also, warum auf die ketogene Diät-Zug springen? Sie wundern sich vielleicht, warum nach all den Jahren ketogene Diät blieb trotz all die anderen Diät Therapien existieren bis heute relevant. Der Grund – Wissenschaft und Gesundheit. Die Art und Weise ketogene Diät arbeiten wissenschaftlich gesichert ist und seit fast einem Jahrhundert für medizinische Zwecke verwendet. In der Tat ist abgesehen von der Nutzung dieser Therapie epileptischen Patienten helfen, die ketogene Diät ebenso für sein Potenzial bei der Erleichterung der Krebs-Patienten untersucht. Nun werfen wir einen genaueren Blick auf die verschiedenen Vorteile Sie möglicherweise mit ketogene Diät erhalten.

Top 7 Vorteile von ketogene Diät

Vorteil #01: Es zappt Ihren Hunger. Ernst!

Diät oft führt die Menschen unglücklich fühlen, weil sie dazu neigen, ihren Hunger nachzugeben. Es ist völlig normal, Heißhunger nach einer intensiven Diät zu Gesicht. Jedoch mit ketogene Diät funktioniert die niedrige-Carb, keine-Carb-Diät tatsächlich weil der Mangel an Kohlenhydraten natürlich Appetit reduziert. Einige Studien haben auch herausgefunden, dass wenn Menschen essen mehr Fette gewöhnen, sie die Tendenz haben, eine viel geringere Menge an Kalorien zu essen.

Das gleiche Konzept wurde auch in der American Journal of Clinical Nutrition 2007 vorgestellt. Laut der Studie ist einer der größten Vorteile des ketogene Diät, dass es eine drastische Reduzierung der Kalorienzufuhr ermöglicht, die auch im Gegenzug drastisch Heißhunger beseitigt

Vorteil #02: Die Menschen haben Gewicht schnell durch den Zustand der Ketose verlieren.

Abbauende Carb im Körper ist eines der besten und effektivsten Möglichkeiten, Gewicht zu verlieren. Es wurden mehrere Studien beweisen, wie Low-Carb-Diät tendenziell abnehmen besser und schneller als eine fettarme Ernährung zu erleichtern. Abnehmen durch Low-Carb-Diät ist in der Tat, 2-bis 3-Mal schneller als mit Low-Fat Diät. Wenn Sie den Vergaser entfernen, neigen Sie auch überschüssiges Wasser zu entfernen. Wenn Sie Kohlenhydrate beseitigen, Sie automatisch Insulinspiegel niedriger und die Niere beginnt, das übermäßige Natrium zu beseitigen verleiht, das Gewicht des Körpers. Abbau von Gewicht bereits in der ersten Woche der Zustand der Ketose entnehmen.

Vorteil #03: Verlieren Sie Bauchfett schnell

Ein großer Teil des Fettes im Körper wird in die Bauchhöhle gespeichert und das nennt man das viszerale Fett. Dieses viszerale Fett neigt auch dazu, auf die Organe und die Blutbahn einreichen. Noch schlimmer ist, verursacht es Insulin-Resistenz, Entzündungen und sogar Stoffwechselstörungen die Gewichtszunahme antreibt. Bei Low-Carb-Diät sind viszerale Fett verloren. Dies verringert auch Risiken der Entwicklung von Typ-2-Diabetes und Herzprobleme.

Vorteil #04: Abschied von Triglyceriden und Hallo HDL

Wenn Ihr Arzt Ihnen, dass Ihre Triglycerid-Ebene tendenziell sagt auf spike, bedeutet dies, dass Sie ein hohes Maß an Fettmoleküle in Ihrem Blut haben. Auch erhöht dies Ihr Risiko für Herzkrankheiten. Diese Fettmoleküle tendenziell steigen, wenn Sie zu viele Kohlenhydrate, insbesondere Fructose verbrauchen. Die ketogene Diät ist wirksam bei der Verringerung der Höhe der Triglyceride und daher hält Ihr Herz von Risiken der Entwicklung von Störungen.

HDL, ist auf der anderen Seite auch die gute Art von Cholesterin genannt. Um Ihre hohe HDL-Niveau und das LDL (schlechtes Cholesterin) gering zu halten, sind Veränderungen in der Ernährung unerlässlich. HDL treibt in erster Linie das Cholesterin vom Körper ab, indem sie auf die Leber, wo sie entweder verarbeitet oder aus dem System ausgeschieden. Hohe HDL-Werte sind ein Synonym für bessere Gesundheit des Herzens.

Vorteil #05: Es senkt sich Insulin und Blutzuckerspiegel

Diabetiker leiden unter hohe Blutzuckerspiegel herbeigeführt durch die übermäßige Einfachzucker, die den Blutkreislauf gelangen. Wenn der Blutspiegel steigt, steigt auch der Insulinspiegel. Für Menschen mit einem normalen Niveau des Zuckers im Blut ist ihr Körper stärker auf, wenn Insulin beginnt es wieder zu normalisieren. Sie tendenziell jedoch für Menschen mit Diabetes, Insulin resistent geworden. Dies bedeutet, dass der Blutzucker nicht auf das höhere Niveau der Insulin reagiert. Dies könnte auf lange Sicht dem Körper Schaden. Der beste Weg, um den Blutzuckerspiegel zu senken ist durch die Zufuhr von Kohlenhydraten drastisch zu reduzieren. Dies ist möglich mit der ketogene Diät. Renommierte ketogene Forscher und Professor der Medizin Dr. Eric Westman hat mehrere Diabetiker mit dem ketogene Ansatz behandelt. Seine Behandlungsprozess gehört, die Insulin-Dosis am Tag 01 von weniger als 50 % zu reduzieren. In einer seiner Studien konnte etwa 95 % der Typ 2 Diabetiker Beteiligten in seiner Studie zu reduzieren oder vollständig zu eliminieren die Verwendung ihrer Blutzucker-senkende Medizin in nur 6 Monaten.

Vorteil #06: Low-Carb, keine-Carb-Diät ist die beste Behandlung gegen das metabolische Syndrom bekannt

Das metabolische Syndrom bezieht sich auf die Erkrankung, die umfasst andere Krankheiten wie erhöhter Blutdruck oder Bluthochdruck, GDL niedrige, hohe Triglycerid, abdominale Adipositas, erhebt FBS Ebene und Diabetes. All dies kann durch eine kohlenhydratarme Ernährung verbessert werden.

Vorteil #07: Low-Carb-Diät als eine Form der Therapie für Erkrankungen des Gehirns einsetzbar

Es ist schließlich nicht alles über den Stoffwechsel. Ein großer Teil des Gehirns kann Ketone – neben Glukose auch brennen. Dies geschieht, wenn eine Person zu wenig Kohlenhydrate nimmt oder bei Hunger. Deshalb ketogene dient zur Behandlung von Epilepsie, vor allem für diejenigen Personen, die nicht sehr gut auf Anti-Anfall Medikamente reagieren. In einer Studie erlebt über die Hälfte der Kinder an den Untersuchungen beteiligt, die ketogene Diät erhielten einen massiven Rückgang der Anfälle. Rund 16 % dieser Kinder auch gelungen, anfallsfrei zu werden. Derzeit ist die ketogene Diät auch verwendet werden, um seine Wirkung auf Parkinson und Alzheimer-Krankheit zu studieren.

Okay, kennen Sie das Prinzip hinter ketogene und seine enorme gesundheitliche Vorteile. Was kommt als nächstes? Kennenlernen der Lebensmittel, die Sie benötigen, zu essen und du musst aus der Lebensmittel-Liste entfernen. Gehen Sie zur nächsten Seite und informiert werden.

Kapitel 15: Die Keto-Diät - was zu essen und was zu graben

Der Schlüssel für eine erfolgreiche ketogene Diät wird beherrschen, was Sie essen können und was Sie brauchen, um "auf Wiedersehen" zu sagen. Abgesehen von den Beschränkungen der Kohlenhydratzufuhr müssen Sie automatisch alle verarbeiteten Lebensmittel und alle Lebensmittel, die Farbstoffe, Konservierungsstoffe und künstliche Aromen enthält loszuwerden. Was Sie verstehen müssen ist auch, dass die ketogene Diät nicht nur Gewicht zu verlieren, sondern auch Annahme eines besseren und so viel gesünderen Lebensstils auf lange Sicht.

Lebensmittel können Sie frei und in Maßen zu essen

ESSEN SIE FREI!		
Gesunde Fette	Grassfed Tiere	Nicht stärkehaltige Gemüse
• Einfach ungesättigte (Macadamia, Olivenöl, Avocado) • Gesättigt (Gänseschmalz, Entenfett, Butter, Kokosnussöl, Schmalz, Butterschmalz) • Mehrfach ungesättigten	• Grass gefüttert Innereien (Innereien wie Leber und Darm • Grass gefüttert Fleisch (z.B. Rind, Ziege, Wild und Lamm), • Wildfang Fisch & Meeresfrüchte • weideten	• Stange Sellerie, Kürbis Spargel, Gurke, Bambussprossen • Blattgemüse (z.B. Mangold, Kopfsalat, Radicchio, Chinakohl, Spinat, Mangold, Schnittlauch) • Kreuzblütler

Omega-3 Fettsäuren (Meeresfrüchte und fettem Fisch)	Schweinefleisch und Geflügel, beweideten Eiern, Ghee, Gelatine und butter	Gemüse wie Grünkohl, Kohlrabi, Radieschen
ESSEN SIE IN MAßEN!		
Pilze, Obst und Gemüse	**Getreide gefütterten tierischen Quellen sowie vollfetter Milch**	**Gewürze**
• bestimmte Kreuzblütler Gemüse (Blumenkohl, weiße und grüne Kohl, Rosenkohl, Rotkraut, Brokkoli, Fenchel, Steckrüben) • Wasserkastanien Meer	• Rind, Geflügel, Eiern • Milchprodukte (Vollmilch-Joghurt, Quark, Sahne, Sauerrahm, Käse) – beachten Sie, dass Produkte mit der Bezeichnung "Low-Fat sind in der Regel	• künstliche Süßstoffe • Tomatenprodukte wie Ketchup und einfügen • Verdickungsmittel wie Xanthan Gum und Pfeilwurz Pulver • Kakao, Kakaopulver und Carob Pulver, dunkle Schokolade

Gemüse, Zuckerschoten, Okra, Sojasprossen, Wachsbohnen, Globus oder französischen Artischocken, • Paprika Auberginen, Tomaten, • einige Wurzelgemüse • Kokosnuss, Oliven Rhabarber	verpackt mit Stärke und Zucker • Speck aber ohne viel Konservierungsstoffen oder Nitrate	• Vorsicht bei zuckerfreien Kaugummis und Pfefferminz - einige von ihnen haben Kohlenhydrate

Nüssen und Samen	Essen mit durchschnittlichen Kohlenhydrat	Fermentierte Sojaprodukte

	e	
• Maca damia-Nüssen • Hanf Samen Pekann üsse, Leinsa men, Mande ln, Walnü sse, Haseln üsse, Sesam, Pinien kerne, Kürbis kerne, Sonnen blumen kerne, • Paran üsse, die Arm an Selen sind	• Wurzel gemüse (Selleri e, Karotte, rote Beete, • Pastina ken und Süßkar toffeln) • Pistazie n und Cashe w-Nüssen, Kastan ien • Wasser melone n, Honig melone n, Melone und Galia	• Wenn gegessen, nur nicht GVO und Sojaprodukte (Natto, Tempeh, Sojasauce oder Paleo-freundliche Coconut Aminos fermentierte) • Edamame (grüne Sojabohnen), schwarze Sojabohnen - unbearbeitet

RED FLAG ALERT! Top Foods to Avoid

ROTE FAHNE-ALARM! Top Lebensmittel zu vermeiden

Jetzt haben Sie eine Idee, auf welche, die Lebensmittel Sie essen können, ist es auch gleich

(1) **alle Körner** – auch als "ganze" Mahlzeit oder gute Kohlenhydrate. Dazu gehören Hafer, Gerste, Reis, Gerste, Weizen, Bulgur, Amarant und gekeimte Körner. Weiße Kartoffeln und Quinoa sollte auch vermieden werden. Außerdem sollten Lebensmittel, die aus Getreide hergestellt wird komplett vermieden (z. B. Pizza, Kekse, Nudeln und Brot). Zucker und andere Formen von Süßigkeiten sind auch Teil der Liste zu graben. Verabschieden Sie sich Eis, Puddings, alkoholfreie Getränke, Zucker und Sirup.

2. **raffinierte Fette.** – Der Schlüssel zur Erreichung der Ketose ist, zwar durch den Verzehr von viel Fette sind raffinierte Outs automatisch nicht im Preis inbegriffen. Beispiele hierfür sind Grapeseed, Transfat,

Baumwollsaat, Raps, Sonnenblume, Maisöl und Sojaöl.

(3) **verarbeitete Lebensmittel** – diese decken alle Lebensmittel, die MSG wie Molke-Protein-Lebensmittel-Produkte. Carrageen, Weizengluten und Sulfite sollte auch vermieden werden.

(4) **Fabrik bewirtschaftet Fisch und Schweinefleisch**. – Diese Produkte enthalten n hohe Konzentrationen von Omega-6-Fettsäuren die hochentzündlichen sind. Fische, die Fabrik bewirtschaftet sind sind auch reich an PCB.

5. **künstliche Süßstoffe**. – Diese Süßstoffe, die Sucralose, enthalten Aspartam und Saccharin Heißhunger zu entzünden.

6. **Milch (mit Ausnahme von Roh und vollfetter Milch)**. – Diese Milchprodukte enthalten nicht mehr die guten Bakterien, aber möglicherweise bestimmte Hormone abhängig von der Quelle. Darüber hinaus neigt dazu Milch, schwerer zu verdauen. Für ketogene

Diät kann nur eine kleine Menge vollfetter Milch eingenommen werden.

(7) **tropischen Früchten.** **-Früchte wie Ananas**, Papaya und Mango gelten High-Carb Frucht. Trauben und Mandarinen, zu vermeiden. Obwohl Saft aus frischen Früchten mit Vitaminen und Mineralstoffen vollgepackt ist, müssen Sie es vermeiden auch, da es eine riesige Menge an zuckerhaltigen Wasser enthält. Ein paar getrocknete Datteln und Rosinen können gegessen werden.

8. **Lebensmittel, die "Null Kalorien" bezeichnet werden "fettarm" oder "low Carb"** – ein gutes Beispiel hierfür ist die Diät-Limonaden und Getränke. Diese Getränke enthalten künstliche Süßstoffe und möglicherweise immer noch reich an Kohlenhydraten.

9. **süße alkoholische Getränke wie süßer Wein,** gewürzte Bier, Cocktails usw. auch überhaupt vermieden werden sollten mal. Dies ist nicht verhandelbar.

10. **Soja-Produkte, Produkte** anhand von Weizengluten und Produkte verpackten InBPA gesäumten Container sind nicht gut für die Gesundheit und verworfen werden, wenn die ketogene Diät empfohlen werden.

Eine schnelle Überprüfung auf Getränke-Regeln

Zu wissen, was zu Essen ist eine Sache, und zu wissen, was zu trinken ist eine andere. Wasser, kann erwartungsgemäß jederzeit entnommen werden. Sie können ebenfalls schwarzen Kaffee oder Kaffee mit Kokosmilch oder Sahne frei trinken. Außerdem gibt es keine Einschränkung in schwarz oder pflanzliche Tees nehmen. Auf der anderen Seite sind trockener rot/weiß Wein nur eine kleine Menge entnehmen. Sie können es nur nehmen, wenn Sie bereits "" Ihre Idee Gewicht Erhaltung sind. Jedoch sind Sie noch in den Prozess der Gewichtsabnahme zu fördern, ist es besser, diese Weine ganz zu vermeiden. Sie müssen auch vermeiden, Fruchtsäfte, Limonaden, Soja-

Milch, Milch, Süßwein, gewürzte Bier, Cocktails komplett.

Die Frage ist nun, wie Sie machen Sie sicher, dass Sie essen nur minimale Menge an Kohlenhydraten, die Ketose-Stufe zu erreichen? Darüber hinaus müssen Sie auch mit dem Wissen der Kohlenhydrate Inhalt der gemeinsamen Essen ausgestattet werden. Zeit, die Seite jetzt zu kippen!

Kapitel 16: Kenntnis der Netto-Kohlenhydrate für Anfänger

Wenn Sie neu bei ketogene Diät sind, empfiehlt es sich, sich vertraut mit den Netto-Kohlenhydrate in jeder Art von Nahrung verbrauchen Sie normalerweise. Es kann sicherlich ein bisschen hart, all diese auswendig zu lernen, aber Sie erhalten den Dreh, sobald Sie beginnen, was du isst bewusster.

Netto-Kohlenhydrate aus Gemüse

Nahrungsquelle	Portionsgröße	Netto-Kohlenhydrate in

		Gramm
Spargel	150 g	2.7
Bok Choy, in Scheiben geschnitten	1 Tasse	0,8
Brokkoli, gehackt	150 g	6.1
Kohl (rot)	150 g	7.9
Kohl (weiß)	150 g	5
Blumenkohl	150 g	4.5
Stange Sellerie	3 medium	1.6
Grünkohl, in Scheiben geschnitten	1 Tasse	0,8
Gurke	150 g	2.2
Aubergine (Aubergine)	150 g	3.5
Knoblauch	1 Knoblauchzehe	0,9
grüne Bohnen	150 g	6.4
Grünkohl (lockig)	150 g	5.4

Grünkohl (italienische dunkel-Blatt)	150 g	2.1
Kopfsalat (in Scheiben geschnitten, Durchschnitt)	1 Tasse	0,5
Champignons, braun	150 g	5.6
Champignons, weiß	150 g	3.4
Zwiebel, weiß (geschnitten)	¼ tasse	2.2
Paprika (grün)	1-120 g Stück	3.5
Paprika (rot)	1-120 g Stück	4.7
Sommerkürbis (Zucchini)	150 g	3.2
Mangold, in Scheiben geschnitten	1 Tasse	0,8
Tomaten, gehackt	1 Tasse	4.8
Kürbis (Kürbis)	150 g	9

Netto-Kohlenhydrate der tierischen Produkte

Nahrungsquelle	Portionsgröße	Netto-Kohlenhydrate in Gramm
Butter	1 El	0
Käse (hart)	30 g	0.4
Sahne (vollfett)	¼ Tasse	1.6
Frischkäse (vollfett)	¼ Tasse	1.6
Eiern	1 Stück (groß)	0.7
Fleisch und Fisch	150 g	0
Innereien, Leber (Durchschnitt)	150 g	3
Garnelen (gekocht)	150 g	1.4

Netto-Kohlenhydrate von Nüssen und Samen

Nahrungsquelle	Portionsgröße	Netto-Kohlenhydrate in Gramm

Mandeln	30 g	2.7
Cashew-Nüssen	30 g	7.6
Chia-Samen	1 El	0.4
Haselnüsse	30 g	2
Macadamia-Nüssen	30 g	1.5
Pekannüsse	30 g	1.2
Pistazien	30 g	4.9
Kürbiskerne	30 g	1.3
Sonnenblumen-Samen	30 g	3.2
Tahini	1 El	1.8
Walnüsse	30 g	2

Netto-Kohlenhydrate Obst

Nahrungsquelle	Portionsgröße	Netto-Kohlenhydrate in Gramm
Avocado	1 Stück 200 g	3.7
Brombeeren	½ Tasse	3.1
Heidelbeeren	½ Tasse	8.9

Himbeeren	½ Tasse	3.3
Erdbeeren	½ Tasse	4,7

Net Carbs von Saucen und Beilagen

Nahrungsquelle	Portionsgröße	Netto-Kohlenhydrate in Gramm
Mandel-Mehl	¼ Tasse	2.2
Mandelmilch (ungesüßt)	¼ Tasse	0.3
Apple Apfelessig	1 El	0.1
Coconut aminos	1 El	1
Kokosmehl	¼ Tasse	3.2
Kokosnuss-Milch	¼ Tasse	1.6
Kokosmilch (Rahmspinat)	¼ Tasse	2.7
dunkle Schokolade	30 g	5.7

(85 %)		
Erythrit	1 El	0.5
Flachs Mahlzeit	¼ Tasse	0.6
Senf	1 El	0.7
Oliven	30 g	0.2
Psillium hush Pulver	¼ Tasse	1.4
Sauerkraut	¼ Tasse	0.5
Spirituosen	1 jigger	0
Stevia (Tropfen)	¼ TL	< 0.1
Tomatenmark	1 El	5.7
Wein (rot, trocken)	1 Glas	6
Wein (weiß, trocken)	1 Glas	6

Also, jetzt Sie eine Vorstellung haben davon, wie viel Kohlenhydrate jedes Lebensmittel hat, können Sie beginnen, Ihre eigenen Speiseplan zu entwickeln. Um Ihnen dabei zu helfen, können Sie die nachfolgenden Kapiteln überprüfen, wo ketogene Rezepte für Ihre Bequemlichkeit und Anleitung enthalten sind. Sind Sie bereit, den Sprung zu wagen? Ihr Frühstück Rezepte sind nur eine Abdeckung von der Seite entfernt! Viel Spaß!

Kapitel 17 Awesome ketogene Frühstücksideen

Ketogeneic-Smoothies-Überladung

Rezept #01: Peanut Butter Smoothie

Holen Sie Ihre 1 Kugel Schokolade-gewürzt Molke Protein-Pulver, 2 El Low Carb Erdnussbutter, 1/3 Tasse Sahne und einer Tasse Wasser. Mischung zusammen für 20 Sekunden. Genießen Sie diese leckeren behandeln morgens mit nur 5 Gramm Netto Carb.

Rezept #2: Hausgemachte Keto Frappucino

Für Kaffee-Liebhaber ist diese für Sie. Mischung einer Tasse kalten Kaffee, 1 Teelöffel Vanille-Extrakt, 1/3 Becher Sahne. Wenn Sie es ein wenig versüßen möchten, fügen Sie ein paar Esslöffel Karamell-Sirup – stellen Sie sicher, es ist zuckerfrei. Beginnen Sie Ihren Tag mit diesem ketogene Cup-of-Joe mit nur 5 Gramm der Carb.

Rezept #3: Erdbeere plus Salbei erfrischender Smoothie

Fügen Sie 1 Tasse ungesüßten Kokosmilch, 2 Esslöffel Sahne, 1 Salbeiblatt und 5 mittlere Bio-Erdbeeren in einen Mixer geben. Mischen Sie zusammen für 20 Sekunden. Einen Esslöffel Zucker Vanille nach Geschmack hinzufügen. Kein Grund zur Sorge über Ihre Kohlenhydratzufuhr wie diese hat insgesamt nur 5 Netto-Kohlenhydrate.

Rezept #4 Pfefferminze und Spinat-combo

Hier ist ein weiteres erfrischender Smoothie-Rezept mit nur 5 Netto-Kohlenhydrate. Verschmelzen eine Tasse Pf Mandel "oder" Cashew Milch ungesüßt (), 1 Kugel Schoko-Geschmack Whey-Protein-Pulver, eine Handvoll Babyspinat und ¼ Teelöffel Minze-

Extrakt. Vergessen Sie nicht, 4 Stück von Eiswürfeln. Mischung entfernt!

Rezept #5: Cremiger Kokosnuss Erdbeer Smoothie

Mischen Sie 1 Tasse ungesüßten Kokosmilch, 5 Stücke von großen gefrorenen Bio-Erdbeeren, 4 EL Sahne und zu guter Letzt 2 Esslöffel Zucker Sirup Ihrer Wahl (z.B. Vanille, Mandel, usw.). Beginnen Sie Ihren Tag mit diesem 5 net Carb Drink!

Rezept #6: Ei und Sahne Smoothie

Um zu versuchen, diese leckeren Smoothie mit nur 3 Gramm Netto Carb, bereiten Sie 2 große rohe Eiern. ¼ Tasse Sahne, 2 EL Frischkäse, ice 3 Würfel und 1 Esslöffel Zucker Sirup. Mischen Sie alle Zutaten:. Sofort trinken Sie und genießen Sie!

Rezept Nr. 7: Leicht cremige Erdbeer Smoothie

Mischen Sie 3 EL Sahne, 5 Bio-Erdbeeren, 1 EL Zucker Vanille oder Mandel Sirup. Dieses 3-Zutat ketogene Breakfast hat nur 5 Netto-Kohlenhydrate.

Rezept #8: Gesalzenem Karamell und Cashew cremigen Smoothie

Yay! Ein Getränk, das nur 1 net Carb hat. Mischung 1 Tasse ungesüßten Cashew/Mandel Milch, 1 Tasse ungesüßten Cashew Milch, 1-2 Esslöffel gesalzenem Karamell-Sirup (stellen Sie sicher, es ist zuckerfrei), und 5 Eiswürfel. Fügen Sie einen Hauch von Kürbiskuchen-Gewürz für ein wenig Wärme-Kick. Sofort servieren.

Rezept #9: Schoko-Orange Smoothie

Das Sehnen nach Orange? Probieren Sie dieses Rezept und konsumieren Sie nur 5 Netto-Kohlenhydrate zu. Weg 1 Tasse Cashew Milch, 1 Kugel Schoko-Geschmack Whey-Protein-Pulver, eine Handvoll Spinat, 3 Eiswürfel und 1/8 Teelöffel Orangenextrakt Mischung!

Rezept #10: DD-inspirierten Haselnuss Kaffee Coolatta

Mischen Sie eine Tasse kalten Kaffee, 1/3 Becher Sahne, 1-2 EL Zucker Sirup und 5 ca. 6 Eiswürfel. Top mit Low-Carb schwere Schlagsahne. Dieses Getränk hat nur 5 Netto-Kohlenhydrate.

Frühstück für die ketogene Champs

Rezept # 11: Keto Getreide

- ½ Tasse Sonnenblumenöl Seed butter
- ¼ Tasse Hanf-Herzen
- 1 Tasse geraspelte ungesüßt Kokosnuss
- ¼ Tasse Kokosmilch
- 1-2 EL Kakao Pulver
- ¼ TL Salz
- ½ Tasse Chiasamen
- ¼ Tasse Zucker Ahornsirup
- ¼ Tasse Wasser

Schritt:

(1) um die Sonne Butter zu machen, stellen Sie die Sonnenblumenkerne in einer Küchenmaschine und Prozess entfernt für ein paar Sekunden. Hanf-Herzen, Kokosraspeln, Kakaopulver, eine Prise Salz und Prozess für nur noch 3 Sekunden hinzufügen.

2. die Chia Samen, Kokos Milch, Sirup (oder Stevia), Wasser und Prozess für ca. 7-8 Sekunden hinzufügen. Lassen Sie diese sitzen für etwa 15 Minuten.

3. in der Zwischenzeit den Backofen auf 275 F. Divide die Mischung in zwei Hälften. Jede Hälfte wird ein Tablett füllen. Auch die Mischung aus. Stellen Sie sicher, daß Sie das

Tablett mit Backpapier kleben zu vermeiden. Der Teig sollte etwa ¼ cm-denken sein. Sie können entscheiden, um ein Nudelholz zu verwenden, bevor Sie den Teig in der Taskleiste platzieren.

(4) 15 Minuten backen. Einmal kühlen Sie ab, schneiden Sie es in ein kleines Quadrat.

5. servieren Sie mit vollfetter Joghurt oder Kokosmilch und Top off mit Beeren.

Rezept # 12: Leicht und luftig 5-Zutat Cookie

Zutaten:

• 1 ¼ Tassen Zucker-freien Sonne butter

• 1 großes Ei

• ⅓ Tasse Schlenker

• 1 TL Backpulver)

• 2-3 TL Vanille-Pulver

Schritte:

• Heizen Sie den Backofen, 320F. Mischen Sie alle Zutaten:. Stellen Sie sicher, dass sie gut kombiniert sind.

• Mit der Hand erstellen einige kleinen Kugeln aus Plätzchenteig. Legen Sie sie auf einer Antihaft-Pfanne backen.

• 12 Minuten backen. Einmal gebacken, ließ sie sitzen für 30 Minuten abkühlen lassen. Genießen. Dieses Rezept macht 10 Cookies.

Rezept # 13: Ei Muffin in einer Tasse Rezept

Zutaten:

- Große Eiern (ca. 6 Stück)
- Rasierte Türkei (Nitrat frei, rund 6 Scheiben)
- Rote Paprika (3 Esslöffel)
- Mozzarella Käse Light
- 1/3 Tasse Baby-Spinat
- 2 EL fein gehackte Zwiebeln
- Salz & Pfeffer nach Geschmack

Schritte:

1. Fetten Sie die Zinn/Muffinbackblech mit Oliven-Öl-spray

(2) drapieren Sie die Türkei-Scheiben auf die Muffinförmchen erstelle ich eine größere Tasse

(3) knacken Sie die Eizellen zu und fügen Sie sie auf die Türkei-cup

4. setzen Sie die Zwiebeln, Paprika, Spinat und Käse

5. Fügen Sie eine Prise Salz und Pfeffer und 1 Stück grundlegende Blatt

(6) 10-15 Minuten backen im Ofen

Rezept #14: Sonnengetrocknete Tomaten und Pistazien Käsebällchen

Zutaten:

- 1 4oz Paket sonnengetrocknete Tomaten Ziegenkäse
- 1/2 Tasse de-geschälten Pistazien
- Salz und Pfeffer nach Geschmack

Schritte:

- Ihre Ziege Käse in 7 Scheiben schneiden. Form Kugeln mit Ihren hand.s
- Die Pistazien zerquetschen und eine Prise Salz hinzufügen.
- Rollen Ihre Käsekugeln auf Ihre Pistazien, sie vollständig zu bedecken. Viel Spaß!
- Genießen Sie!

Rezept # 15: Ketogene Rührei

Zutaten:

- 3 großen Eiern
- 1 Esslöffel ungesalzene Butter
- Meersalz und frisch gemahlener Pfeffer

Schritte:

- Benutzen Sie eine Gabel zu die drei Eiern in einer Schüssel schlagen.

• Die Butter in die mittlere Antihaft-Pfanne bei schwacher Hitze schmelzen. Gießen Sie in den Eiern.

• Mit einem hitzebeständigen flexiblen Spachtel vorsichtig ziehen Eiern in die Mitte der Pfanne und lassen Sie die flüssigen Teile unter den Umfang ausgehen. Kochen Sie, ständig in Bewegung Eiern mit dem Spatel nur bis Eiern, 1 1/2 bis 3 Minuten eingestellt sind.

• Eine Prise frisch gemahlener Pfeffer und Salz hinzufügen. Viel Spaß!

Rezept #16: Ketogene Monte Cristo Sandwich

Zutaten:

• 6-Keto-Cremes-Käse-Pfannkuchen

• 4 Scheiben Schinken

• 4 Scheiben der Türkei

• 2 Tassen geriebener Schweizerkäse

• Niedrige-Carb / Sirup ohne Zucker

Schritte:

Montieren Sie das Sandwich durch Stapeln der p'ancake, Schinken, Käse, ein weiterer Pfannkuchen, Türkei, eine andere Pfannkuchen. Nieselregen Sie mit Sirup vor dem servieren. Viel Spaß!

Rezept #17: Frischkäse mit Butter Kürbis Pfannkuchen

Zutaten: für den Kürbis butter

- 1/2 El 100 % Kürbis
- 3 El ungesalzene butter
- 1/16 Teelöffel Stevia im Rohzustand

Zutaten: für die Pfannkuchen

- 2 Unzen Frischkäse
- 2 El Kokosnussmehl
- 2 Eiern
- Eine Prise Kürbiskuchen Gewürz

Anleitung:

1. Stellen Sie die Kürbis Butter durch das Mischen von Butter und den Kürbis. Mikrowelle für mindestens 10-Sekunden-Intervallen. Die Stevia hinzufügen.
2. Legen Sie die Pfannkuchen. Die restlichen Zutaten vermischen: glatt rühren.
3. Kochen Sie Pfannkuchen auf einer Antihaft Pfanne mit ungesalzene Butter eingefettet. Kochen Sie jede Seite für ca. 30 Sekunden oder bis Sie leicht braun.
4. servieren Sie mit Kürbis Butter. Viel Spaß!

Rezept #18: Trail Mix ketogene Getreide

Zutaten:

- 1/2 Tasse Keto Getreide

- 1 große Bio-Erdbeere
- Kokosflocken
- 8 Stück dunkle Schokolade Kakao gebratene Mandeln
- Ungesüßt Coco-Mandel-Milch

Schritte:

1. Heizen Sie Ihren Backofen auf 350 Grad. Eine gefettete Pfanne Kokosflocken aufsetzen. 5 Minuten backen.
2. Mischen Sie die Flocken rund um sie gleichmäßig garen.
3. nehmen Sie die Flocken.
(4) bestreuen Sie leicht mit Zimt.
5. Legen Sie sie in einen Becher oder eine Schüssel geben. Coco-Mandel-Milch, Erdbeere, gerösteten Mandeln hinzufügen. Genießen.

Rezept #19: Käse-Sahne-Pfannkuchen

Zutaten:

- 2 Unzen Frischkäse
- 1 El Kokosnussmehl
- 2 große Eiern
- ½ TL Zimt
- 1/2 bis 1 Paket von Stevia

Schritte:

1. Mischen Sie alle Zutaten: bis einen glatten Teig entsteht erreicht.

(2) eine Antihaft-Pfanne mit ungesalzene Butter bei mittlerer Hitze erwärmen. Sie können auch Kokosöl.

3. Teig in die Pfanne geben. Kochen Sie für ca. 40 Sekunden auf jeder Seite.

4. top mit Ahornsirup zuckerfrei. Sie können auch 1 Teelöffel Butter, hinzufügen.

Rezept #20: Speck Webart

Dies ist ideal für Frühstück, Mittag- oder Abendessen! Sie benötigen viel Speck hier.

Schritte:

1. Backofen Sie den auf 400F. Nehmen Sie ein Paket von Speck und schneiden Sie die Streifen kreuzweise.

2. Fetten Sie eine Bratpfanne. Die Speckstreifen zusammen zu weben. Die Größe richtet sich nach Ihren Wünschen. Bei 400 Grad für 20 Minuten kochen.

(3) mit einem Spatel entfernen der Speck gewebt. Tupfen sie unten ein wenig Papier Schüssel und 5-10 Minuten kochen lassen.

Jetzt können Sie etwas mit Ihren Speck gewebt.

Kapitel 18: Lecker ketogene Mittagessen Ideen

Rezept #21 Cajun gewürzt Blumenkohl Hash

Zutaten:

- 2 EL Olivenöl oder ghee

- 1lb gedämpft und gehackt Blumenkohl

- 1/2 Zwiebel

- 2 EL gehackter Knoblauch

- 1 TL Cajun-Gewürz

- 1/2 grüne Paprika

- 8oz rasiert rot pastrami

Schritte:

1. Braten "Ihre gehackten Zwiebeln in Ghee oder Olivenöl 5 Minuten bei mittlerer Hitze. Dann den Knoblauch hinzugeben und weitere zwei Minuten braten.

2. Fügen Sie gedämpft und gehacktem Blumenkohl und fügen Sie es in die Pfanne geben und kochen für ca. 10 Minuten, bis es

leicht braun ist. Würzen Sie die Cajun. Mischen Sie gut.

3 grüne Paprika und gehackte Pastrami hinzufügen.

(4) werfen und für weitere 5 Minuten kochen lassen. Transfer in eine Schüssel geben. Top es mit einem sunny-Side-Up Ei bestreichen und mit mehr Cajun-Gewürz.

Rezept #22: Roastbeef-sandwich

Zutaten:

• 4oz Roastbeef

• Salat

• Senf

• Gouda-Käse

Schritt:

Montieren Sie das Sandwich. Sie können ein paar Tropfen Stevia oder Zucker Sirup für zusätzlichen Geschmack hinzufügen.

Rezept #23: Genial Butter Burger

Zutaten:

- 1 lb 80 % Hackfleisch

- 1 EL gehackter Knoblauch

- 1lb Boden Bruststück

- 1 EL Schmalz oder ghee

- 1/2 Stück Butter in 8 Scheiben geschnitten

- 1 El Gewürz

- 2 El einfache Mayonnaise (hausgemachte oder Geschäft gekauft)

- 1 große gelbe Zwiebel

Schritte:

1. Mischen Sie Rindfleisch und den Brustkorb zusammen in einer Schüssel. Knoblauch, schlichte Mayo, Ihre Wahl der Würze und gut mischen. Form in 8 Pastetchen mit den Händen.

2. erstellen Sie kleine Taschen und füllen sie mit Butter und decken wieder.

3. Fügen Sie 2 Esslöffel Ghee in einer Pfanne.
Fügen Sie hinzu, Ihre Bratlinge Ihrer Pfanne
über mittlerer Hitze. Kochen Sie jeder Seite
etwa 10 Minuten.

(4) steckt in einigen gehackten Zwiebeln
während des Kochens die Bratlinge.

5. top Ihre Burger mit Käse und schmelzen
lassen. Sie können auch Mayo oben hinzufügen.

Rezept #24: Ketogene Mascarpon Brokkoli Grain-free Pizza

Zutaten:

• 1 EL Knoblauch Olivenöl

• 1/3 Tasse gedämpft und gehackt Brokkoli

• 1 Tasse geraspelte Pizzakäse

• 1/4 Tasse Mascarpone Käse

• 1 Tasse geraspelte Mozzarella-Käse

• 1 EL Sahne

• 1 TL gehackter Knoblauch

- 2 El ghee

- 1/8 TL Zitronensaft Pfeffer würzen

- 2 Prisen Salz

- Rasierte Asiago Käse nach Geschmack

Schritte:

1. Fügen Sie Olivenöl in einer Pfanne bei mittlerer Hitze. Fügen Sie dann Pizza-Käse-Mischung, um einen Kreis zu bilden.

(2) dump den Mozzarella obendrauf beim Erstellen eines Kreises. Kochen sie für 4 Minuten, bis sie eine Kruste bilden. Schieben Sie die Kruste und abkühlen Sie lassen.

3. Fügen Sie die Sahne, Knoblauch, Zitrone, Schmalz oder Ghee und Käse in die heiße Pfanne geben. 5 Minuten kochen lassen. Legen Sie die Hälfte dieser Mischung auf die Kruste.

4. Fügen Sie den Brokkoli zu den restlichen Mischung und Kochen noch 1 Minuten.

5. Fügen Sie diese Mischung auf die Pizza. Top mit Asiago Käse.

Rezept #25: Zoodle Salat et Speck Bleu

- 1/3 Tasse dicken Bleu Käse

- 4 Tassen Zucchini Nudeln

- 1 Tasse frischen Babyspinat

- 1/3 Tasse zerbröckelte Bleu Käse

- 1/2 Tasse zerbröckelte Speck

Blanchieren Sie die Zucchini Nudeln und den Babyspinat. Top Witz zerbröckelte Speck. Werfen Sie in die zerbröckelte Blauschimmelkäse und dicken Bleu Käse. Viel Spaß!

Rezept #26: Erdbeeren süß-würziger Balsamico-Zoodle

Zutaten: für den Salat:

- 1 Tasse Zucchini Nudeln

- 1piece große Erdbeere

- 1 El herbed Ziegenkäse

- 1 Esslöffel Pistazien

Zutaten: für das Dressing:

- 4 Erdbeeren

- 2 El Avocado-Öl

- 2 El hochwertiger Balsamico-Essig

- 1/2 TL gehackter Knoblauch

- Salz und Pfeffer nach Geschmack

Schritte:

1. werfen Sie den Salat Zutaten: zusammen in eine Schüssel geben.

2. Mischen Sie das Dressing Zutaten: zusammen cremig in der Konsistenz.

3. in das Dressing zum Salat mischen. Genießen.

Rezept #27: Cobb Salat

Zutaten: für den Salat:

- 100 Gramm Schinken

- 30 g Blauschimmelkäse

- 30 g Blauschimmelkäse

- 4 Cherry-Tomaten

- 2 hartgekochten Eiern

- 2 Tassen Römersalat, grob gehackt

- ½ Avocado gewürfelt

- 2 Speckscheiben Türkei

Zutaten: für das Dressing:

- 1 Esslöffel Olivenöl

- 1 Teelöffel Zitronensaft

- 1 Esslöffel Apfelessig

- 1 Teelöffel Dijonsenf

- Salz und Pfeffer nach Geschmack

Schritte:

1. Kochen Sie den Schinken in einer Pfanne mit Öl besprüht. Schneiden Sie das Ei in Scheiben. In eine Schüssel geben, zusammen mit den restlichen Zutaten: der Salat.

2. Mischen Sie alle Zutaten: für den Salat. Verquirlen Sie gut. Salz und Pfeffer abschmecken.

3. kombinieren Sie alle Zutaten:. Genießen.

Rezept #28: Peri-Peri saftige Hähnchensalat

Zutaten:

• 2 Tassen Baby-Spinat

• Avocado

• Hähnchenbrust

• Low Natrium Speck (1 Stück)

• 1 Esslöffel Peri Peri Sauce

Schritte:

(1) kochen Sie das Stück Speck in einer Pfanne, bis es knusprig ist. Bereiten Sie die

Hähnchenbrust. In kleine mundgerechte Stücke schneiden. 6 Minuten garen Sie das Huhn in den restlichen Speck in der Pfanne.

(2) schneiden Sie die Avocado in Scheiben, hacken Sie, den Speck und reißen Sie den Spinat zu. Legen Sie sie in eine große Schüssel geben.

3. das Huhn und die Peri Peri Sauce hinzufügen.

Rezept #29: Ingwer Biene

Zutaten:

- 4 Unzen Filet Steaks, in Streifen geschnitten

- 1 kleine Zwiebel, gewürfelt

- 1 gehackte Knoblauchzehe

- 2 klein gewürfelte Tomaten

- 1 Teelöffel gemahlener Ingwer

- 4 Esslöffel Apfelessig

- 1 Esslöffel Olivenöl

1. das Steak in der Pfanne anbraten. Fügen Sie die Zwiebel, Knoblauch und Tomaten, wenn das Steak auf allen Seiten angebraten ist.

2. in einer Schüssel rühren Sie, den Ingwer und den Essig. Salz und Pfeffer abschmecken. Gießen Sie die Mischung in die Pfanne geben, unter ständigem Rühren um zu kombinieren.

3. Decken Sie die Pfanne, schalten Sie die Hitze zu gering. Kochen unter die Flüssigkeit verdunstet ist.

Rezept #30: Balsamico ketogene Zoodle Erdbeersalat

Zutaten: für den Salat:

• 1 Tasse Zucchini Nudeln

• 1 geschnittene Erdbeeren

• 1 El herbed Ziegenkäse, die zerfallen ist

• 1 Esslöffel Pistazien

Zutaten: für das Dressing:

• 4 Erdbeeren

- 2 El hochwertiger Balsamico-Essig

- 2 El Avocado-Öl

- 1/2 TL gehackter Knoblauch

- 1/8 TL Salz

- 1/8 TL frisch geknackt Pfeffer

Schritte:

1. werfen Sie den Salat Zutaten: zusammen in eine Schüssel geben.

2. Wischen Sie das Dressing Zutaten: zusammen cremig in der Konsistenz.

3. in das Dressing zum Salat mischen. Genießen.

Rezept # 31:100 % Cheddar Pizza Kruste

Zutaten:

- 1lb Grass-fed Hackfleisch

- 2 noch nicht ausgehärteten Biorind Hot-dog

- 1,5 Tassen 4-Käse mittlere Mischung

- 1 EL Bio tausend Island dressing

- 1,5 Tassen geschreddert cheddar

- 1/4 Esslöffel paprika

- 1/4 TL Meersalz

- 1/4 TL gemahlener schwarzer Pfeffer

- 1/4 Teelöffel Knoblauchpulver

- 1 Tasse gehackte romaine

- 2 El gelbe Zwiebeln

- 1/4 Teelöffel Old Bay

- 2 EL gehackter Dill Pickles

- 1/2 Tasse geraspelte amerikanischer Käse

- Dijon-Senf nach Geschmack

Schritte:

(1) bei mittlerer Hitze in einer mittleren Pfanne glasiert mit Olivenöl fügen Sie 1 Tasse-Käse-Mischung gleichmäßig über Pfanne in einen Kreis, dann auf oben, 1 Tasse geschreddert Cheddar. Auch sie mit einem Spatel. Diese 5

Minuten kochen lassen und sie heben Sie die Kanten, die Käse-Kruste entfernen. Beiseite stellen und kochen lassen.

2. Fügen Sie ein paar Esslöffel tausend Island Dressing, die Kruste.

3. in der Zwischenzeit kochen Sie die Hamburger bis sie gebräunt ist. Fügen Sie die Gewürze und 2 Esslöffel Wasser. Mischen Sie und auf kleiner Flamme köcheln lassen. Fügen Sie die gehackte Hot Dogs in den Mix. Kochen Sie für weitere 5 Minuten.

4. Legen Sie den l gehackte Salat in der Erdkruste. Hacken Sie Ihre Zwiebeln, Gurken und American Cheese. Legen Sie sie beiseite.

(5) über den Salat die Fleisch-Mischung hinzufügen und gleichmäßig verteilen. Fügen Sie die gehackten Gurken und Zwiebeln.

(6) mit Senf und Ketchup beträufeln und top es mit mehr Käse zerkleinert.

Rezept #32: All-mexikanische Pizza auf Käse-Kruste

Zutaten: für die Kruste:

- 1/2 Tasse vier Käse mexikanische Mischung

- 3/4 Tasse geschreddert Cheddar-Käse

Zutaten: für die Taco Fleisch:

- 1/2 lb 85 % Grass-fed Hackfleisch

- 1/2 TL geräucherte paprika

- 1 TL Chilipulver

- 1/2 TL gemahlener Kreuzkümmel

- 1/2 TL gemahlener schwarzer Pfeffer

- 1/4 Teelöffel Knoblauchpulver

- 1/2 TL rosa Himalaya-Salz

Zutaten: für den Belag:

- Salsa

- Geschreddert Salat

- Geschreddert Cheddar-Käse

- Klecks Sauerrahm

- Guacamole

- Pico de gallo

- Picante heiße Soße

Schritte:

1. bereiten Sie das Taco Fleisch durch Brünieren das Rindfleisch und alle trockenen Taco Zutaten hinzufügen:.

2. alles 5 Minuten kochen lassen und etwas abkühlen lassen.

3. bereiten Sie die Kruste durch Zugabe von 2 EL Olivenöl in einer Pfanne.

4. Legen Sie die mexikanische Mischung und den Cheddar auf einmal die Pfanne im heißen.

5. Koch für 5 Minuten, bis eine Käse-Kruste gebildet wird. Einem Spatel lift it up.

(6) auf einen Teller legen und beginnen mit der Fleisch- und jeder Belag Ihrer Wahl aus der angegebenen Liste.

7. viel Spaß!

Rezept #33: Knoblauch Zucchini Aglio e Olio

Zutaten:

- 2 Tassen Zucchini Nudeln

- 1 EL Knoblauch Olivenöl

- 1 EL gehackte rote Paprika

- 3 El gesalzene butter

- 1 EL frisch gehacktes Basilikum

- 1/4 Tasse geriebener Parmesan

- 1 EL gehackter Knoblauch

- 1 TL Chilipulver

- 1/4 Tasse rasiert Asiago Käse

- Salz und Pfeffer abschmecken.

Schritte:

1. die Butter schmelzen, fügen Sie ein wenig Olivenöl und den Knoblauch bei mittlerer Hitze. Fügen Sie die Paprika und die getrocknete

Paprikaflocken und kochen für 1 Minuten. Werfen Sie den Zoodles und kochen für nur 2 Minuten. Schalten Sie die Hitze.

2. übertragen Sie die Zoodles in eine Platte, werfen die Basils, und oben mit Parmesan. Fügen Sie mit Asiago Käse, wenn gewünscht.

Rezept #34: Wurst plus Banane Pfeffer Low Carb Pizza

Zutaten:

• 1,5 Tassen Mozzarella-Käse

• Gehackte Banane Paprika

• 1 EL Knoblauch Oliven Öl

• 1/3 Tasse kohlenhydratarmen Tomatensauce

• Geriebener Parmesan

• Belag Ihrer Wahl

• Pizza/italienische Gewürze

• 1/4 Tasse Mozzarella-Käse

• zerbröckelte Wurst

• Weiße Zwiebeln

Schritte:

1. Heizen Sie Ihren Grill auf 500 Grad F.

2. erstellen Sie eine Kruste durch das Kochen der Mozzarella auf eine gefettete heiße Pfanne. Sobald es anfängt zu brutzeln, es sogar auf um die Kruste zu erstellen. Etwa 5 Minuten garen. Fügen Sie die Tomatensauce, wenn die Kanten braun färben. Weitere zwei Minuten kochen lassen. Schieben Sie es aus und legen Sie sie auf einem Teller

(3) kochen Sie für ca. 3-5 Minuten, während es schmilzt und beginnt an den Rändern dunkel geworden.

4. setzen Sie den geriebenen Käse. Fügen Sie die Pizza so gut würzen. Top mit Wurst, Zwiebeln, Banane Paprika und Mozzarella, bevor man sie in den Ofen für nur 2 Minuten.

5. lassen Sie es sich vor dem Schneiden es.

6. viel Spaß!

#35 Rezept: Huhn Zucchini und Brokkoli Zucchini

Zutaten:

• 10 Unzen Zucchini (ausgehöhlt)

- 5 oz geschreddert Brathähnchen

- 1 Tasse Brokkoli

- 2 EL Butter

- 3 Unzen Cheddar-Käse

- 1 Stiel grün Zwiebel

- 2-3 Esslöffel saure Sahne

- Salz und Pfeffer nach Geschmack

Schritte:

1. Backofen Sie den auf 400F. Bereiten Sie die Zucchini in Längsrichtung zu schneiden und das Fleisch Aushöhlung. Lassen Sie die Schale etwa 1 Zoll dick.

(2) schmelzen Sie etwa 2-3 Esslöffel Butter und gießen sie auf die Zucchini-Schalen und abschmecken Sie Salz und Pfeffer. Legen Sie sie in den über und etwa 2 Minuten dünsten.

3. zerkleinern Sie das Huhn mit einer Gabel. Schneiden Sie den Brokkoli in mundgerechte. Fügen Sie die saure Sahne auf die Mischung.

Gut mischen und für die Füllung beiseite stellen.

4. Sobald die Zucchini gekocht hat, nehmen Sie sie heraus die oft und füllen sie mit Huhn und Brokkoli Füllung.

5. bestreuen sie mit einem großzügigen Betrag von Käse. Setzen Sie sie zurück in den Ofen für weitere 25 Minuten.

6. mit Frühlingszwiebeln garnieren und oben mit einem anderen großzügigen Betrag von Mayo vor dem servieren.

Rezept #36: Thunfisch und Avocado Bites

Zutaten:

• 10 Unzen Dosen Thunfisch

• 1 mittlere Avocado

• 1/3 Tasse Mandeln Mehl

• 1/4 Tasse Mayonnaise

• ½ Tasse Kokosöl

• 1/4 Tasse Parmesan-Käse

- 1/2 Teelöffel Knoblauchpulver

- 1/4 Teelöffel Zwiebelpulver

- Salz und Pfeffer nach Geschmack

Schritte:

1. Ablauf der Dose Thunfisch Nd legen den Inhalt in eine Schüssel. Fügen Sie den Käse, Mayonnaise und den Gewürzen. Mischen Sie gut.

2. Fügen Sie die in Scheiben geschnittene Avocado auf die Mischung. Achten Sie darauf, dass Sie nicht es zu zerdrücken.

3. einige Bällchen, mit dieser Mischung und Dump die auf Mandel-Mehl.

4. Erhitzen Sie das Kokosnuss-Öl. Wenn es heiß genug ist, die Thunfisch-Kugeln hinzufügen und anbraten. Aus der Pfanne nehmen und mit Mayo-Dip servieren.

Rezept # 37: Ohne Mehl ketogene Crab Cake

Zutaten:

- 1 Pfund Jumbo Klumpen Krabbenfleisch

- 2 fein gehackte Frühlingszwiebeln

- 1 großes Ei (Bio bevorzugt)

- 1/4 Tasse glatte Petersilie

- 1/4 Tasse frischer Koriander

- 1 TL Old Bay Würze

- 1 TL Worcestershire-sauce

- 1 TL frischer Zitronensaft

- 1/2 TL Puderzucker Senf

- 1/2 Tasse hausgemachte mayonnaise

- Eine Prise Salz und Pfeffer

- 2 EL Olivenöl

Schritte:

1. Platz nahm Krabbenfleisch in eine Schüssel geben. Dann Petersilie. Koriander, Zwiebel, Zitronensaft, Senf, Old Bay und Worcestershire-Sauce. Falten Sie die Mischung ohne das Krabbenfleisch zuviel.

2. ein großes Ei schlagen und die Mayonnaise hinzufügen. Verquirlen Sie gut. Gießen Sie sanft in die Krabbe-Mischung. Decken Sie den

Container mit Küche wickeln und über Nacht im Kühlschrank lassen.

3. entsorgen Sie die überschüssige Flüssigkeit. Form der Mischung in 6 Kuchen von ca. 3-3,5-Zoll-Durchmesser. Abdecken und im Kühlschrank wieder

4. einmal fertig gekocht werden, Heizen Sie den Backofen, 200F.

5. Fügen Sie Öl in eine große Pfanne und Ort bei mittlerer Hitze. Braten Sie der Krabbe Kuchen über 3-4minutes jeder Seite bis Sie leicht braun. Setzen Sie es in den Ofen für weitere 10 Minuten oder bis vollständig gekocht.

(6) Warm servieren

Rezept #38: Ketogene Quiche

Zutaten:

• 1 Rezept Keto Tortenboden

• 350g Schweinefilet gewürfelt

• 6 große Scheiben Speck, milde

- 4 große Eiern aus Freilandhaltung oder Bio

- 2 Knoblauchzehen, zerdrückt

- ½ Tasse Vollmilch mit Frischkäse

- 1 Tasse Cheddar-Käse,

- 1 mittelgroße rote Zwiebel

- ¼ Tasse frisch gehackter Schnittlauch oder Frühlingszwiebeln

- 2 El Ghee oder Schmalz

- frisch gemahlener schwarzer Pfeffer

Schritte:

1. bereiten Sie den Tortenboden Keto. 12-15 Minuten über 400F im Ofen backen.

2. Kochen Sie den Knoblauch und die Zwiebel mit 2 Esslöffel Ghee für ca. 5 Minuten. Fügen Sie die in Scheiben geschnittenen Speck knusprig und kochen für weitere 5 Minuten. Die Schweinelende dazugeben Sie und bei mittlerer Hitze anbräunen.

3 verrühren Sie den Frischkäse und den Eiern. Mit Salz und Pfeffer würzen. Fügen Sie eine

großzügige Menge von Cheddar-Käse. Fügen Sie die gehackte Frühlingszwiebeln. Mischen Sie gut.

4. Legen Sie das gekochte Schweinefleisch in der Erdkruste und in die Ei-Mischung gießen. Gleichmäßig mit einem Holzspatel.

5. 25 Minuten kochen. Vor dem servieren 5 Minuten ruhen lassen.

Rezept # 39: Thailändische Kokos-Suppe

Zutaten: für die Brühe

• 4 Tassen Hühnerbrühe

• 100 g rohe Wild gefangen, Garnelen oder 100 Gramm rohem Hühnerfleisch Oberschenkel

• 30 Gramm rote Zwiebel, in dünne Scheiben geschnitten

• 1,5 Tassen Vollmilch Kokosmilch

- 3 Kaffir-Limettenblätter (gefunden in den asiatischen Märkten) OR abgeriebene Schale von 1 Bio-Limette

- 1-Zoll-frisches Zitronengras schneiden Sie in Scheiben oder 1 Teelöffel getrocknetes Zitronengras

- 3 oder 4 getrocknete Thai Chilis (oder Sie können dies mit Jalapeno ersetzen)

- 1 Tasse frischer Koriander

- 1-Zoll-Stück frische Ingwerwurzel

- 1 Teelöffel Meersalz

1 Esslöffel Kokosöl

- 30 Gramm Champignons

Schritte:

1. Legen Sie alle Zutaten: in einen Topf geben und köcheln lassen sehr leicht 20 Minuten. Verhindern, dass es siedet.

(2) belasten Sie den Koriander, und legen Sie die Flüssigkeit zurück in die Pfanne geben.

(3) bringen Sie die Brühe wieder zum Sieden, dann fügen Sie die Garnelen oder Hühnerfleisch. Fügen Sie die Sardellen oder der Fisch Soße. Nach 5 Minuten die Pilze dazugeben und es lassen weitere 10-12 Minuten köcheln.

(4) Limettensaft vor dem Servieren hinzufügen.

Rezept #40: Huhn und Brokkoli Auflauf

Zutaten:

• 2 El Kokosöl

• 3 Tassen gekochtes Hühnerfleisch, zerkleinert

• 4 Tassen frische Broccoli-Röschen

• 2 Bioeier

• 8 Unzen Pilze in Scheiben geschnitten

• 1 mittelgroße Zwiebel

• Meersalz und Pfeffer

• 1 Tasse Hühnerbrühe Knochen

• Vollfett 1 Tasse Kokosmilch

• 1/2 TL Muskat, optional

Schritte:

1. Backofen Sie den auf 350-400F. Fetten Sie eine Auflaufform Pfanne und legen Sie beiseite für eine Weile.

2. den Brokkoli Dampf, aber nicht zu lange.

(3) die Zwiebeln mit Kokosnuss-Öl anbraten und mit Salz und Pfeffer abschmecken. Fügen Sie die Champignons, Hühnerfleisch und Zwiebeln in den Topf. Gießen Sie die Knochen Brühe, Eiern, Kokosmilch und die Muskatnuss. Eine Prise Salz und Pfeffer hinzufügen.

4. Legen Sie die Auflauf im Ofen und lassen Sie es 10 Minuten vor dem Servieren abkühlen lassen.

Kapitel 19:12 köstliche ketogene Abendessen

Rezept #41: Lime Chicken Chowder

Zutaten:

- 1 Pfund Hähnchenschenkel

- 8 oz Vollfett Frischkäse

- 1 kann der Low-Carb gewürfelte Tomaten

- 1 Tasse Hühnerbrühe

- 1 kleine Zwiebel, gehackt

- 1 jalapeno

- Saft von 1 Limette

- 2 Esslöffel Koriander, gehackt (zum Garnieren, optional)

- 1 Knoblauchzehe, gehackt

- 1 Teelöffel Salz

- 1 Esslöffel Pfeffer

Schritte:

1. alle Zutaten: in einem Topftopf. Dann setzen Sie ihn auf mindestens 4 Stunden. Langsames

Kochen kann auch erfolgen. Tun Sie es für 6 bis 9 Stunden.

2. nach dem Kochen zerkleinern Sie Huhn mit zwei Gabeln.

(3) mit Ihrem Lieblings-Seiten dienen. Enthalten Sie einige Limettenschnitz und einen Spritzer Cheddar-Käse.

Rezept #42: Mandel Pesto Lachs

Zutaten:

- 1 EL Olivenöl

- 1/4 Tasse Mandeln

- 2 6 Unzen Atlantik Lachsfilets

- 1 Knoblauchzehe

- 1/2 Zitrone

- 1/2 TL Petersilie

- 2 El butter

- 1/2 TL rosa Himalaya-Salz

- 1/2 Schalotte

- 2 Handvoll kostenlos

1. Starten Sie mit der Vorbereitung Ihrer Mandel Pesto. Geben Sie die folgenden Zutaten: in einer Küchenmaschine: Olivenöl, Knoblauch und Mandeln. Impuls einige Zeit, bis Sie eine cremige Konsistenz erreichen. Dazugeben Sie Saft einer halben Zitrone und Petersilie. Fügen Sie eine Prise Salz abschmecken.

(2) Zeit, um den Lachs vorzubereiten. Pat Lachsfilets trocknen. Würzen Sie beiden Seiten mit Salz und Pfeffer. Fetten Sie die Pfanne mit Olivenöl und Kochen Sie den Lachs. Kochen Sie jeder Seite 4-6 Minuten bis es austrocknen vermeiden.

3. Fügen Sie Butter in die Pfanne geben und begießen Sie den Lachs mit ihm für ein paar Minuten zu. Servieren Sie Lachs auf einem Bett von Frisee. Setzen Sie einen Klecks Ihre frisch zubereiteten Mandel Pesto an die Spitze. Mit Schalotten garnieren.

Rezept #43: Sriracha Kalk Flank Steak

Zutaten:

- 16 oz Flanke steak

- 2 EL Olivenöl

- 1 TL Essig

- Salz

- Pfeffer

- 1 Limette

- 2 El sriracha

Schritte:

(1) würzen Sie alle Seiten des Steaks mit den großzügigen Betrag von Salz & Pfeffer. Grillen für 5 Minuten auf jeder Seite für Medium-rare.

(2) das Steak mit Folie abdecken und 5 Minuten ruhen lassen. Währenddessen die Sauce zubereiten. Einfach squeeze frischen Limette in eine Schüssel geben und mit Essig und Sriracha mischen. Eine Prise Salz & Pfeffer hinzufügen. Fügen Sie langsam das Olivenöl und schlagen hinzu.

3. Scheibe das Steak servieren dünn mit gebratenem Spargel. Servieren mit Kalk und Sriracha Sauce.

Rezept #44: Wassermelone cremige Suppe

Zutaten:

• ¾ Tasse ausgesät Wassermelone Stücke

• 2 EL Bio Sauerrahm

• ¼ Tasse Himbeeren

• ¼ Teelöffel Resh Zitrone Saft

• 1 Esslöffel Zucker Vanille Sirup oder Süßstoff

• ¼ Teelöffel gehackte frische Minze

• 1/2 Tasse frisch Schlagsahne Sahne

Schritte:

Alle Zutaten: außer der Schlagsahne. In einer Schüssel mit Sahne und ein Stück frischer Minze garniert servieren.

Rezept #45: Gebackene Hähnchenschenkel

Zutaten:

- 4 ohne Knochen Hähnchenschenkel

- 2 Zucchini

- 1 Tasse Rettich

- 1/2 Tasse Karotten

- 2 EL Balsamico-Essig

- 1-Inchginger (fein gehackt)

- 1/4 Tasse Olivenöl

Schritte:

1. Backofen Sie auf 350° F.

(2) angeordnet, die Schenkel auf ein gefettetes Backblech legen. Legen Sie das geschnittene Gemüse neben dem Huhn.

3. bereiten Sie die Sauce durch Quirlen zusammen Ihr Olivenöl, Aceto Balsamico und gehackter Ingwer. Ihr Huhn und Gemüse übergießen Sie eine großzügige Menge dieser

Mischung. Gut mit Salz und Pfeffer würzen. Eine halbe Stunde backen. Tun nicht Overcook dabei kann das Huhn ausgetrocknet. Für weitere 3 Minuten braten.

(4) servieren und genießen!

Rezept #46: Cremige Senf Schweinelende

Zutaten:

- 4 4 Unzen Schweinelachse

- 1/4 Becher Sahne

- 1 EL Senf

- 1 El rosa Himalaya-Salz

- 1 TL schwarzer Pfeffer

- 1 TL Paprikapulver

- 1/2 Tasse Hühnerbrühe

- 1 TL Thymian

- 1 TL Apfelessig

- 1 Tasse grüne Bohnen

- Saft einer halben Zitrone

Schritte:

1. würzen Sie Ihre Schweinelende mit Salz, Pfeffer, Thymian und Paprika.

2. anbraten Sie Ihre Schweinelachse bei starker Hitze auf beiden Seiten ca. 2-3 Minuten. Ließ sie sitzen.

(3) Ablöschen Sie mit Hühnerbrühe und kochen Ihre Pfanne bei mittlerer Hitze. Fügen Sie einen Esslöffel Apfelessig. Gießen Sie der1/4 Tasse Sahne ständig rühren. Für ca. 10 Minuten köcheln lassen.

(4) squeeze in Ihrer halben Zitrone und den Saft zu der Mischung hinzufügen. Fügen Sie den Senf nach. Fügen Sie Ihre Schweinelende auf die Mischung und mit der cremigen Sauce bestreichen. Abdeckung für 10 Minuten.

(5) mit grünen Bohnen servieren. Gießen Sie die Mischung über das Schweinefleisch.

Rezept # 47: Spaghetti-Kürbis-Lasagne

- 2 1/2 Tassen Spaghetti-Kürbis (vor 20 Minuten lang geröstet)

- 1lb Bio Rasen Hackfleisch gefüttert

- 1 Tasse geriebener Parmesan

- großes Ei

- 1/2 TL oregano

- 1/2 TL Basilikum

- 1 TL Chilipulver

- gehackte Knoblauchzehen

- 2 Tassen s Mozzarella-Käse

- 5 schleift Meersalz

- schleift frischer Pfeffer

- 3/4 mittlere Dose Low Carb Pasta-sauce

- 2 Teelöffel Paprikaflocken

1. Braten Sie Ihre Spaghetti-Kürbis im Backofen, für eine Stunde auf 350F danach 5 Minuten ruhen lassen.

2. die Low-Carb-Pasta-Sauce erhitzen und ca. 10-15 Minuten köcheln lassen.

3. die Frikadellen vorbereiten und in einen großen Topf mit Ghee oder Butter anbraten.

4. wenn die Frikadellen im ganzen gekocht werden, fügen sie die Pasta-Sauce.

5. Holen Sie sich die gerösteten Kürbis und in die Hälfte schneiden. Das Fruchtfleisch aushöhlen und die Kerne entfernen. Beiseite stellen.

6. in einer Pfanne Backen machen Sie eine Schicht von Squash, Pasta-Sauce, Mozzarella-Käse. 2 Schichten der Zutaten zu machen:.

7. Backen Sie 30 Minuten auf 350F. In der Squash-Schale servieren. Top mit mehr Käse.

Rezept #47: Einfach Keto Buffalo wings

Zutaten:

- 6 Hähnchenflügel

- 1/2 Tasse Hot Sauce

- 2 El butter

- Knoblauch-Pulver

- paprika

- Cayenne Pulver

- Salz und Pfeffer nach Geschmack

Schritte:

1 bedecken Sie Ihr Hähnchenflügel dünn mit roter scharfer Sauce. Würzen sie mit Salz und Pfeffer. Werfen Sie sie gut. Kühlen Sie Ihre beschichteten Hähnchenflügel für etwa eine Stunde oder zwei.

2. Drehen Sie Ihre Masthähnchen auf hoch. Legen Sie die Chicken Wings auf dem Rost, so sie genügend Platz zwischen ihnen für die Flamme haben, die Seiten zu erreichen. Kochen sie für 8 Minuten oder bis Sie schön braun.

3. bereiten Sie Ihre Soße von Ihren verbleibenden heiße Soße und 2 Esslöffel ungesalzene Butter vermischen und bei mittlerer Hitze zu platzieren. Sie können Cayennepfeffer und Paprikapulver hinzufügen.

4. Sobald die Chicken Wings gegart werden, legen Sie sie in eine Schüssel geben und übergießen Sie die heiße Soße-Mischung. Toss, gleichmäßig zu beschichten.

Rezept #48 Huhn Kiew

Zutaten:

- 2 Hähnchenbrust (6 Unzen)

- 4 El butter

- ¼ Tasse Schwarten

- 2 Knoblauchzehen

- 1/4 Tasse Kokosmehl

- Petersilie

- 1 Stängel grüne Zwiebel

- Estragon

• Salz, Pfeffer

• 1 Ei

Schritte:

1. Heizen Sie Ihren Backofen auf 350F. Zerstoßen Sie Ihr Huhn um sie glauben zu machen. Mit ihnen mit fein gehackte Petersilie, Salz, Pfeffer und Estragon würzcn.

2. Fügen Sie 1 Esslöffel ungesalzene Butter, grüne Zwiebel und gehackten Knoblauch. Rollen Sie das Huhn und sichern Sie die Enden mit Zahnstochern zu.

3. Decken sie in zerkleinerte Schwarten. Der Ersatz für Paniermehl werden.

4. Baggern Sie Ihr Rollup-Huhn in Kokosmehl und geschlagenem Ei. Die Schwarten sind Sie Dritte Beschichtung.

(5) im Kühlschrank für mindestens 1 Stunde.

6. Braten Sie das Huhn mit Kokosnuss-Öl für ca. 5 Minuten auf jeder Seite. Übertragen Sie

sie auf eine gefettete Backform und Backen sie für 2 Minuten.

7. Legen Sie Ihr Huhn im Kühlschrank für ca. 30 Minuten vor dem Braten es auf allen Seiten in eine gut geölte Pfanne.

(8) mit einer Handvoll Rucola servieren.

Rezept #49: Cajun Brathähnchen

Ich

(8) mit einer Handvoll Rucola servieren.

Rezept #49: Cajun Brathähnchen

Zutaten:

• 4 kleine Hähnchenbrust (.5lb)

• 2 El Cajun-Gewürz

• 1/2 TL Cayennepfeffer

• 2 Tassen Sahne

• 3 El butter

• Salz und Pfeffer nach Geschmack

(1) Pfund Ihre Hähnchenbrust und mit 2 El Cajun-Gewürz abschmecken.

2. etwas Olivenöl erhitzen und fügen Sie Huhn in der Pfanne und Deckel. Kochen Sie jede Seite ca. 5-7 Minuten. Lassen Sie es für ca. 10 Minuten.

(3) Zeit, um die Sauce vorbereiten. Erhitzen, Sahne, Knoblauch, Salz, Butter, ein weiteres 1 TL Cajun-Gewürz und 1/2 TL Cayenne Pfeffer bei mittlerer Hitze. Sie können auch eine Prise Paprika für zusätzliche Wärme hinzufügen.

4. Schneiden Sie Hühnerfleisch in Scheiben, diagonal und auf einen Teller legen. Die cremige Sauce übergießen.

5. Sie können dies mit Kürbis Spaghetti servieren.

Rezept #50: Knoblauch libanesischen Hähnchenschenkel

Zutaten:

- 2 El Ghee oder Schmalz

- 4 Hähnchenschenkel

- Knoblauch-Olivenöl

- Oregano.

- Eine Handvoll Baby-Karotten

- Eine mittlere weiße Zwiebel

- 2 Roma-Tomaten

- 10 Knoblauchzehen

- Saft von 1 großen Zitrone

- Salz und Pfeffer nach Geschmack

Schritte:

1. Heizen Sie den Backofen auf 500 Grad.

(2) Glasieren Sie der Unterseite der Pfanne mit etwa zwei Teelöffel Knoblauch Olivenöl. Fügen Sie die Hähnchenschenkel. Sie können auch Ihre Zwiebeln, Karotten, Tomaten und Knoblauch Handschuhe zwischen den Schenkeln hinzufügen. Legen Sie mindestens zwei Knoblauchzehen auf den Oberschenkeln.

3. Gießen Sie den Zitronensaft über die Schenkel und beträufeln Sie mehr Knoblauchöl.

(4) Nieselregen das Ghee oder Schmalz über das Huhn. Streuen Sie Oregano und abschmecken Sie Salz und Pfeffer.

Stellen Sie 10:05 Minuten, die Pfanne in den Ofen für weitere 30 Minuten kochen.

(6) knackig, indem man sie in den Grill für 5 Minuten. Viel Spaß!

Rezept #51: Kitschig Brokkoli-Cremesuppe

Zutaten:

• 1/2 weiße Zwiebel

• El butter

• 1 Tasse Brühe

• 1 Becher Sahne

• 12 Unzen Brokkoli

• 8 Unzen cheddar

• 1/4 TL Xanthan gum

• Salz, Pfeffer

• 1/2 TL Paprikapulver

Anleitung:

1. Starten Sie einen großen Suppentopf mit einem Esslöffel Butter erhitzen. Braten Sie die Zwiebeln und den Knoblauch für 5 Minuten. Gießen Sie in die Sahne und die Brühe Ihrer Wahl (Rind oder Huhn bevorzugt). Fügen Sie noch eine Tasse Wasser. Würzen Sie diese Mischung mit Paprika, Salz und Pfeffer.

2. Fügen Sie Ihre Broccoli-Röschen in die Mischung und Reduzierung die Sauce für ca. 25 Minuten köcheln lassen.

(3) nach 25 Minuten bei uns gekocht, Brokkoli ca. 8oz Cheddar-Käse hinzufügen. Ständig rühren Sie, um den Käse schmelzen.

4. Sobald der Käse vollständig geschmolzen ist, schalten Sie die Hitze. Legen Sie den gesamten Inhalt in einen Mixer geben und Puls entfernt. Sie können auch einen Stabmixer verwenden. Während des Mixens fügen Sie about1/4 TL Xanthan Gum hinzu. Dies wird auch Ihre Suppe dicker machen.

5. mit mehr Käse obenauf servieren.

Rezept #52: Hummerbisque

Zutaten:

- 24 oz Hummer Brocken

- 4 Knoblauchzehen

- 1 Becher Sahne

- 1/2 rote Zwiebel

- 1 Quart Meeresfrüchte Suppe

- 2 Karotten

- ½ Tasse Petersilie.

- 4 Stängel Sellerie

- 1/2 Tasse Low-Carb Tomatenmark

- 2 Tassen weißer Wein

- 1 EL Olivenöl (extra vergine)

- 1 oz Weinbrand

- 3 Lorbeerblätter

- 1 EL Salz

- 1 TL Thymian

- 1 TL Pfefferkörner

- 1 TL Paprikapulver

- 1 EL frischer Zitronensaft

- Eine Handvoll Petersilie fein gehackt

- 1 TL Thymian

- 1 TL Xanthan gum

Schritte:

1. hacken Sie Ihr Gemüse (Knoblauch, Zwiebel, Sellerie und Karotten) fein. Kochen Sie Zwiebel in Olivenöl in einen Suppentopf. Knoblauch für ca. 5 Minuten. Den Topf mit Weißwein ablöschen. Fügen Sie die Karotten und Sellerie.

2. Brandy, Tomatenmark und die Brühe hinzufügen. Gut umrühren. Sie können jetzt Ihre Kräuter und Gewürze hinzufügen. Lassen Sie diese Suppe für eine Stunde köcheln. Sobald die Suppe gekocht hat, entfernen Sie die Lorbeerblätter.

3. die Sahne hinzufügen und erneut köcheln lassen. Sie können Ihre Suppe verdicken, indem man einen Teelöffel Xantham Kaugummi. Rühren Sie die Suppe.

4. mit einem Stabmixer Puls die Suppe, bis alle Gemüse cremige Textur geworden.

(5) kochen Sie Ihre Hummer Stücke davon in Butter sautieren.

6. setzen Sie Ihre Bisque in Ihre Schüssel und fügen Sie die gebutterte Hummer-Brocken.

7. Fügen Sie hinzu, Zitronensaft, Schnittlauch und Petersilie obenauf.

Kapitel 20: Sechs süß und unwiderstehlich ketogene Desserts

Rezept #53: Erdbeeren gefüllt mit Käsekuchen

Zutaten:

• 10 kleine Erdbeeren

• 3 Unzen Frischkäse

• 1/4 Tasse Mandeln Mehl

• 2 EL Zucker Vanille-Sirup

1. Füllen Sie die Mandel-Mehl auf einem Teller. Erhitzen Sie den 3 Unzen Frischkäse mit Hilfe der Mikrowelle nur 15 Sekunden lang.

2. Fügen Sie den Sirup in den Mix.

(3) mit Hilfe einer Pipette, aushöhlen und die Mischung und so die Erdbeeren.

4. Hitze den Frischkäse in der Mikrowelle für 15 Sekunden. Rollen Sie die Erdbeeren auf die Mandel-Mehl.

(5) für eine Stunde kühlen. Dienen.

Rezept # 54: Erdnussbutter und Gelee-Trüffel

Zutaten:

• 1/2 Tasse Himbeeren

• Tasse stückige Erdnussbutter

• Tassen Sahne

1. richten Sie ein Backblech legen und platzieren Sie 30 Mini Cupcake Liner zu. Sprühen Sie mit Kokosnuss-Öl.

(2) vermischen Sie sich die Erdnussbutter und Sahne. Die Mischung pürierte Himbeeren hinzufügen.

(3) mit einer Pipette quetschen die Mischung aus und steckte sie in die Cupcake-Liner. Füllen Sie nicht sie sich komplett. Lassen Sie ca. 2cm Platz.

4. Fügen Sie gehackte Himbeeren obendrauf. Für eine Stunde oder über Nacht einfrieren. Viel Spaß!

Rezept #55: Salbei und Berry Obstsalat in Mascarpone und Vanilleschote Dressing

Zutaten:

• 1 Tasse gemischte Beeren

• 1 Esslöffel mascarpone

- Gehackte Salbeiblatt

- 1/2 Vanilleschote

- 1/2 EL Sahne

Schritte:

1. Legen Sie die Beeren in einem einzigen Bogen. Fügen Sie die gehackten Salbei.

(2) in einem anderen Container verrühren Sie Sahne, das Fruchtfleisch einer Vanilleschote und die Mascarpone. Die Mikrowelle der Mischungsverhältnis für 10 Sekunden. Über die Beeren gießen. Viel Spaß!

Rezept #56 Keto Choco Fudge Brownies

Zutaten:

- 5 Unzen Baker's Chocolate

- 1/2 Tasse Bio-Kokosöl

- 2 El Ghee oder Schmalz

- 1 Tasse Mandeln Mehl

- 1 mittleres Ei, geschlagen

- 1 Esslöffel Erdnussbutter

- 1 Tasse Zucker-Ahorn oder Vanille-Sirup

Schritte:

1. Backofen Sie auf 375F. Schmelzen Sie die Schokolade in einem doppelten Bratrost und fügen Sie das Ghee, Erdnussbutter und die Kokosnuss-Öl in der Mischung hinzu.

(2) Sobald die Schokolade vollständig geschmolzen ist, nehmen sie unsere von der doppelten Bratrost und die restlichen Zutaten:. Falten Sie langsam.

3. den Teig in ein Glas Auflaufform mit Backpapier ausgekleidet.

(4) 25 Minuten backen. Aus dem Ofen nehmen Sie und abkühlen Sie lassen für 10 Minuten.

5. in mundgerechte Quadrate schneiden. Kühlschrank für mindestens 1 Stunde vor dem servieren.

Rezept # 57: Ketogene Schokolade Heißgetränk

Zutaten:

- 1 El Dagoba Bio 73 % Kakao Chocodrops

- 1 Tasse ungesüßten Mandel Kokosmilch

- 1/2 TL Kokosöl

- 1 EL Sahne

Schritte:

1 erwärmen Sie die Mandel Kokosmilch bei mittlerer Hitze. Fügen Sie die Schokolade-Chips, bis sie vollständig geschmolzen ist.

2. Schütten Sie das Kokosöl.

3. übertragen Sie in eine Tasse.

4. top mit Sahne servieren.

5. Fügen Sie die Kokosnuss-Öl oder Sheabutter

(6) in einen Becher gießen und oben mit Sahne.

7. mischen und genießen!

Rezept # 58: Keto-Butter-Schoko-Fudge-Platz

- 3 Unzen Baker ungesüßte Schokolade Quadrate

- 2 El ghee

- 2 El butter

- 2 El Kokosöl

- 1/3 Tasse Zucker Ahornsirup

- 1/3 Tasse Bio Erdnuss-butter

- 1 EL Zucker Vanille-Sirup

Schritte:

1. alle Zutaten schmelzen: in einer doppelten Bratrost. Transfer in eine Pfanne mit Backpapier ausgekleidet.

(2) im Kühlschrank über Nacht. In kleine Quadrate schneiden.

(3) servieren und genießen!

Kapitel 21: Fazit

Vielen Dank für dieses Buch herunterladen.

Ich hoffe inständig, dass ich eine sehr wichtige Botschaft auf Gesundheit und Wohlbefinden durch das Konzept und die Anwendung der ketogene Diät vermitteln konnte.

Denken Sie daran, dass kümmern Sie sich durch richtigen Gewichtsmanagement und Ernährung ist ausschlaggebend für die Lebensqualität zu erreichen.

Nochmals vielen Dank, und ich hoffe, dass Sie dieses Buch und andere Bücher in dieser Reihe genossen, wie viel ich genoss es zu schreiben.

Prost auf gutes und gesundes Leben!

Arnold Yates

ARNOLD YATES

1-Bodybuilding: Wie stelle ich leicht bauen Muskeln Masse dauerhaft halten: 10 X Ihre Ergebnisse und Körperbau, dass Sie die gewünschte zu bauen.

2-Gymnastik: Complete Guide für Körpergewicht Übung, bauen Sie Ihren Traum-Körper in 30 Minuten

3- Atkins Diät - abnehmen und fühlen sich großartig mit Tipps und Rezepte.

4- 4 - Bluthochdruck-Lösungen: 40-Super-Lebensmittel, die natürlich Ihren Blutdruck zu senken

Nur um zu sagen "Danke" für den Kauf dieses Buches

Ich möchte Ihnen "6 Grundsätze, 6-Pack abs" im Wert von $19,99.

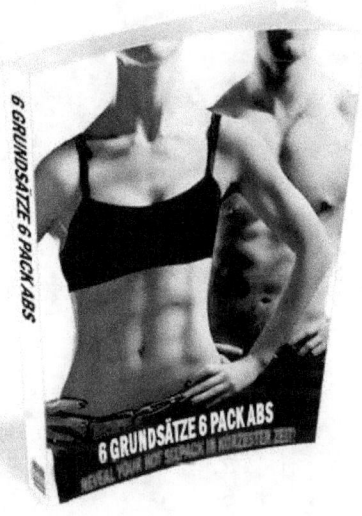

KLICKEN SIE HIER

www.ingramcontent.com/pod-product-compliance
Lightning Source LLC
Chambersburg PA
CBHW062126280526

45788CB00001B/75